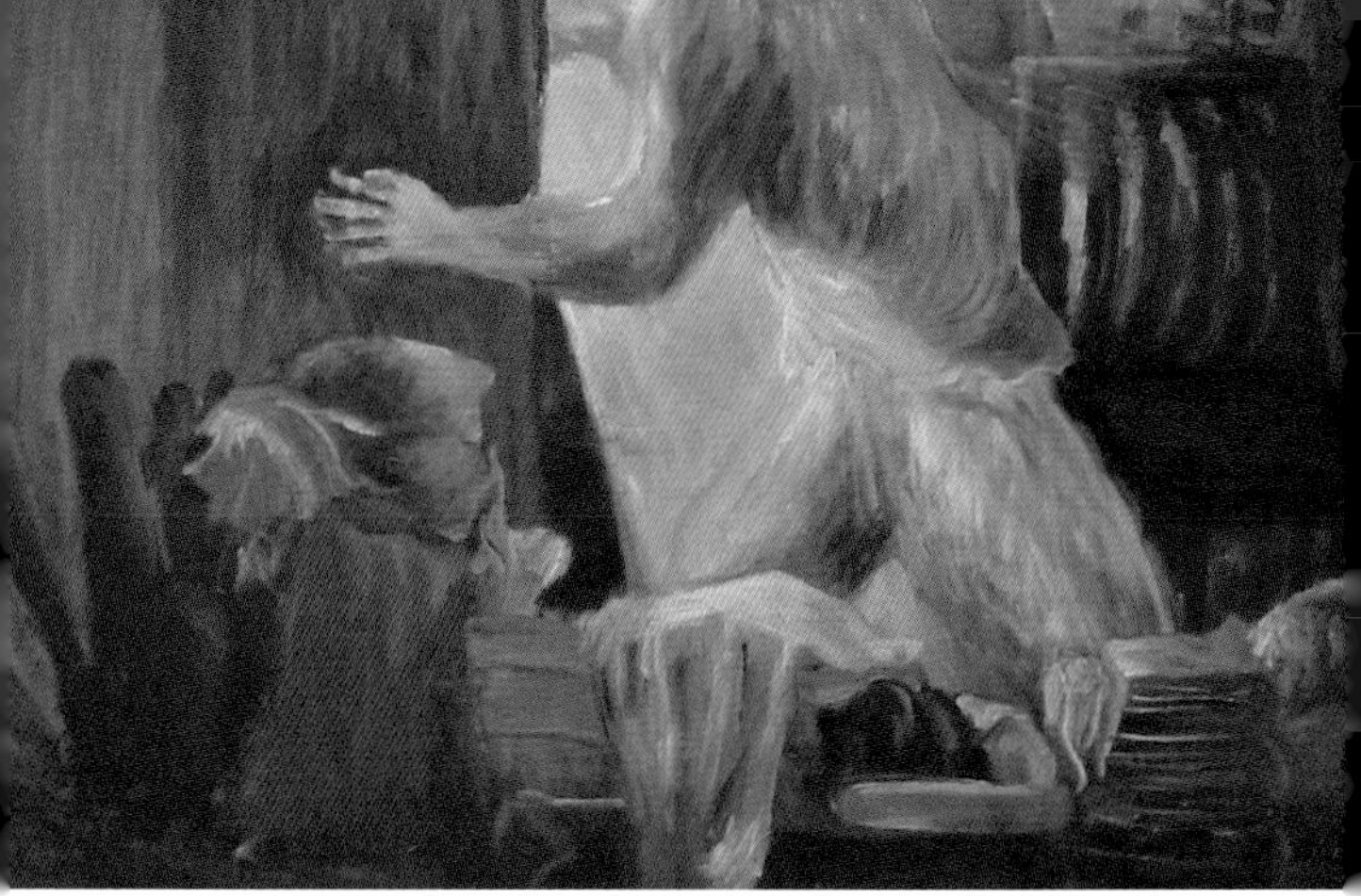

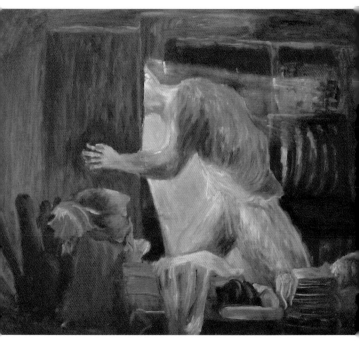

本木健『風呂場を確認する男』
油彩、130.3×162cm、2003年

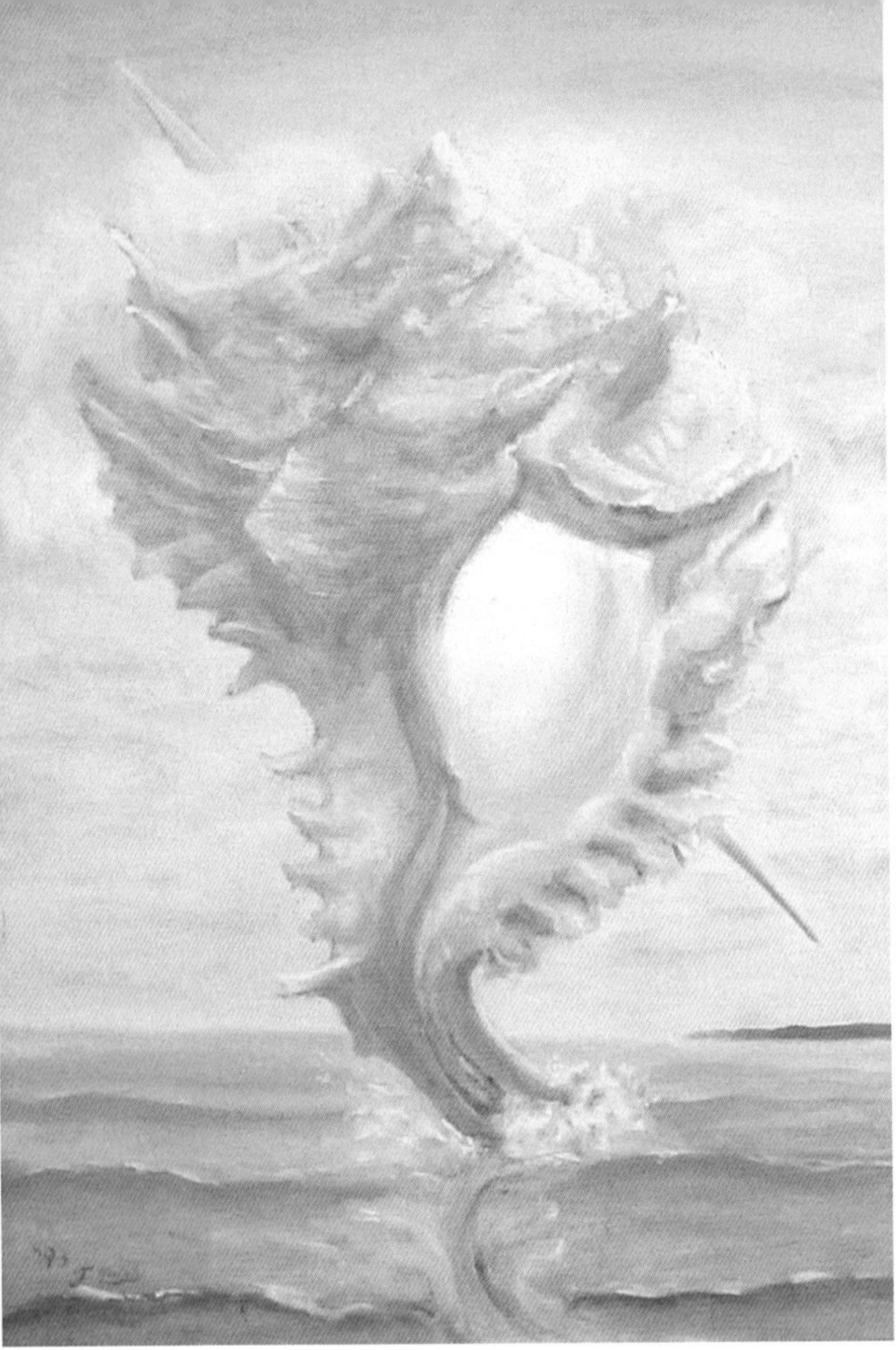

本木健『純粋な傷』油彩、145.5×97cm、1993年
「自分の「心の闇」を描きはじめてから、本木さんの症状は
薄紙をはぐように「軽減」しているといいます」第２章95頁

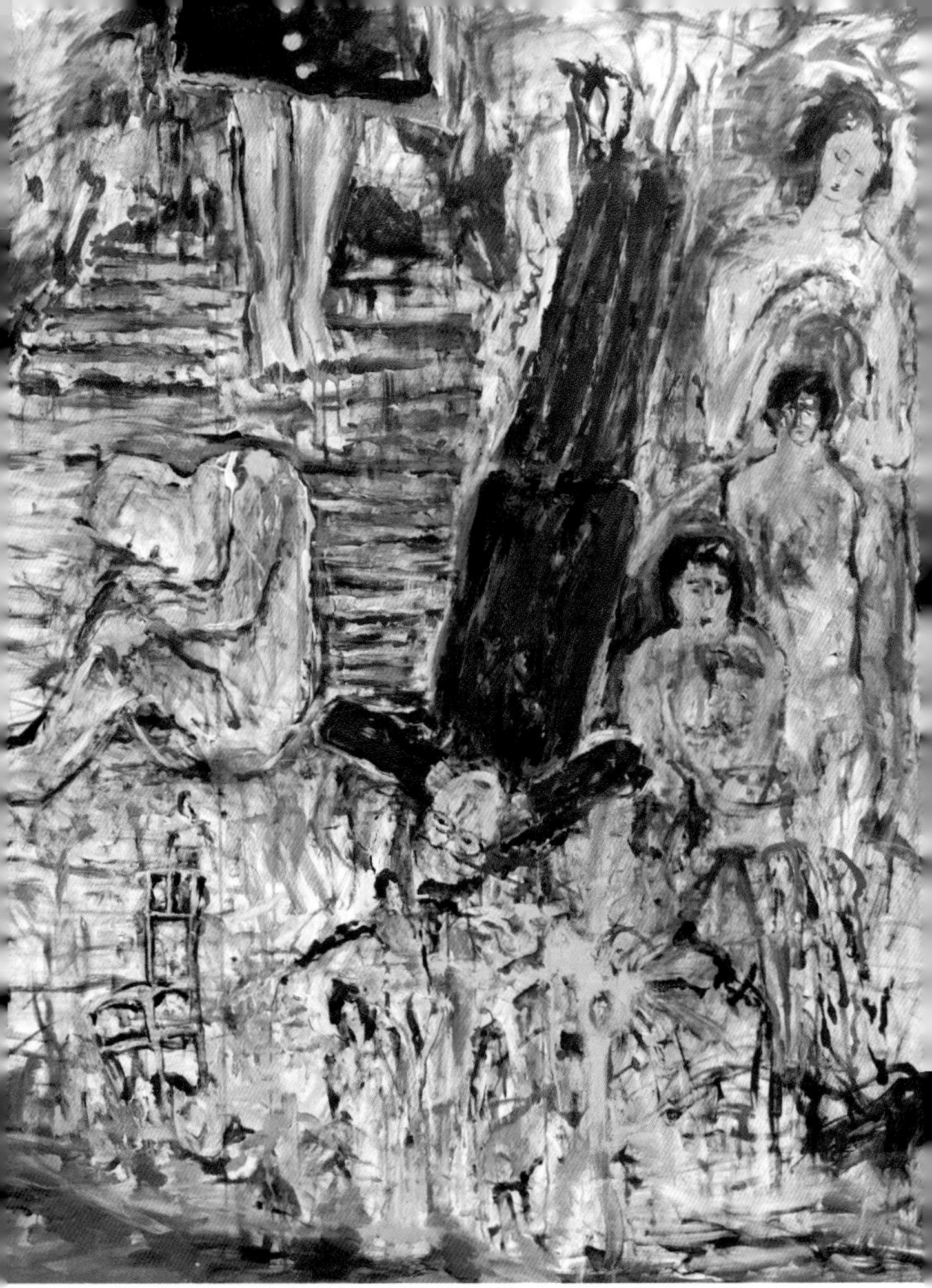

実月『おでかけ』
アクリル、162×130.3cm、2007年

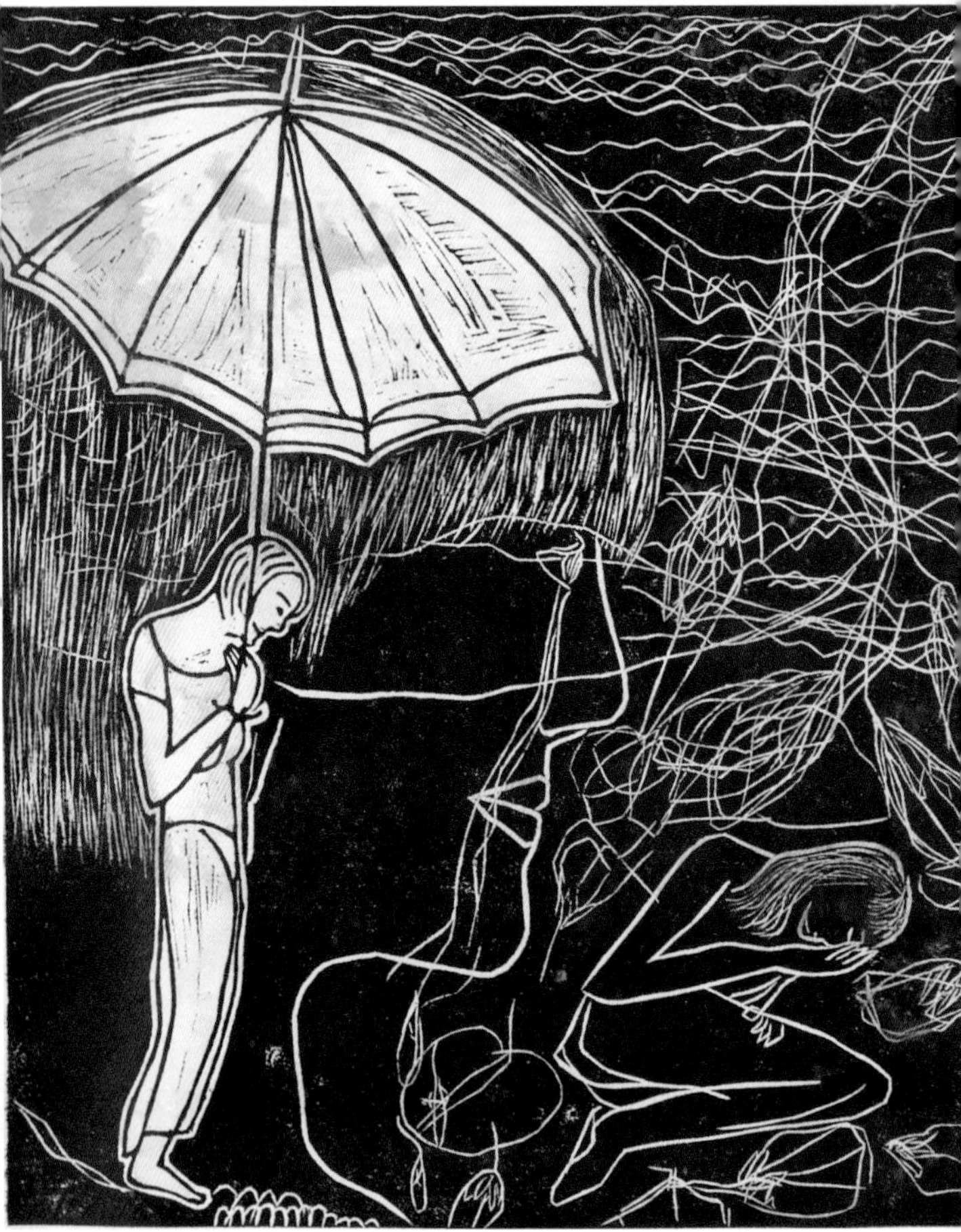

実月『生きていれば会える』（版画：彫りと刷り＝安彦講平・荒井裕樹）
インク、顔彩、31×25.5cm、2010年
「私はようやく、実月さんの言う「表現することは許されること」という
言葉について考える入口に立つことができたようです」第3章137頁

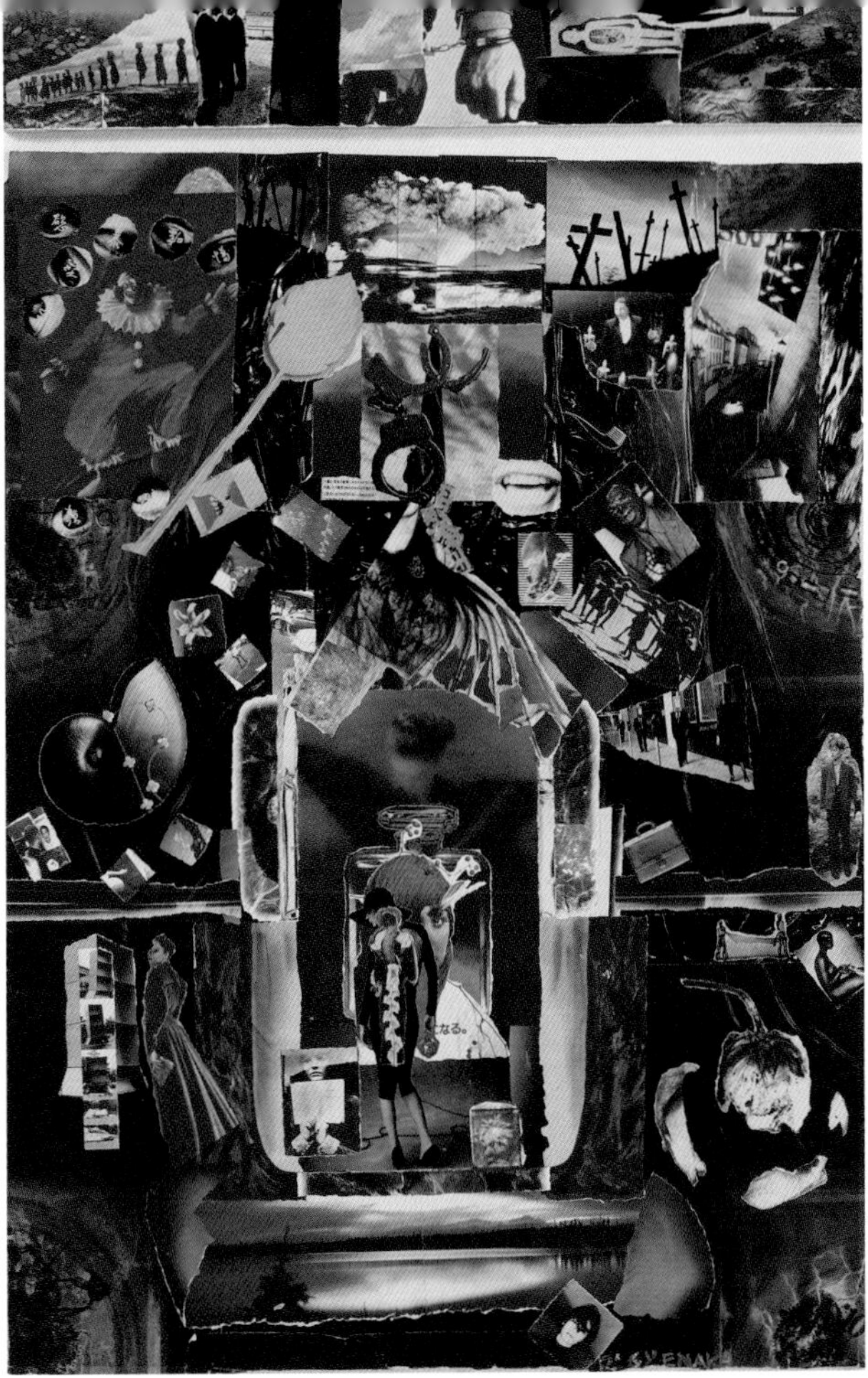

江中裕子『閉じ込められても、閉じ込められても』
コラージュ、130.6×86.6cm、2013年

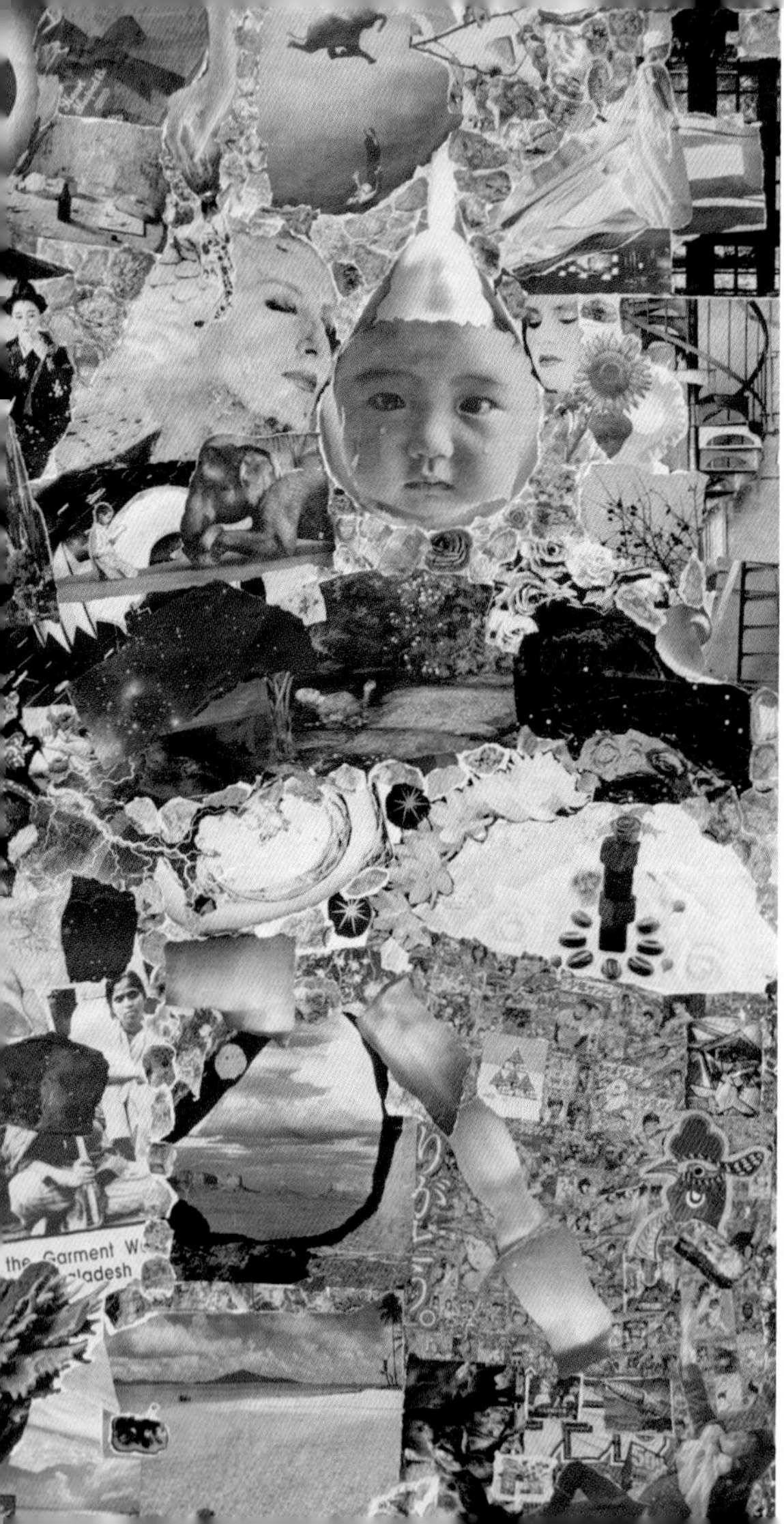

江中裕子『喜怒哀楽』
コラージュ、125・9×135・2cm、2010年

「この人には、もしかしたら人間の〈哀しみ〉や〈憎しみ〉といった感情が、ある質量をもったものとして見えているのかもしれない……」第4章181頁

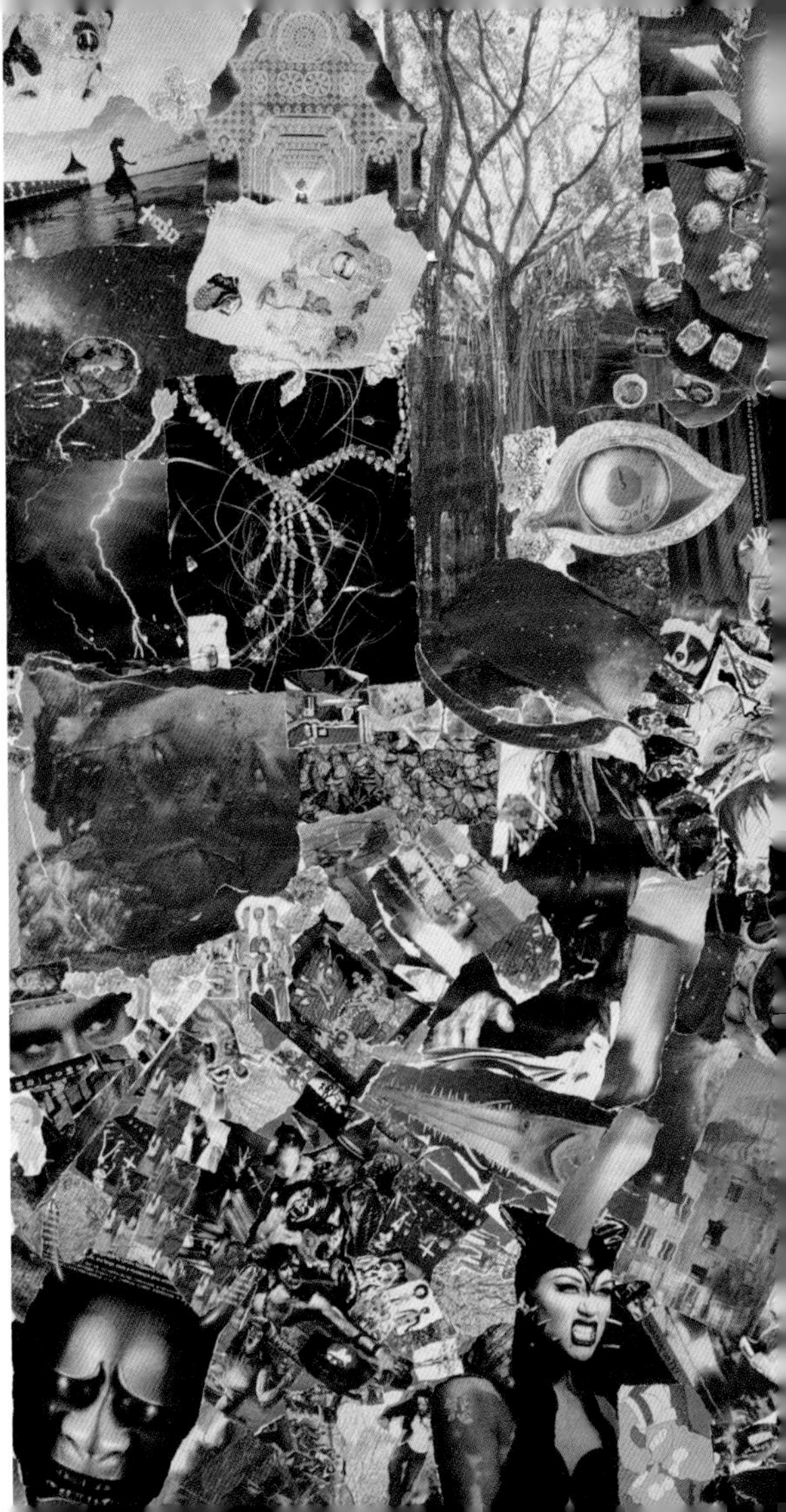

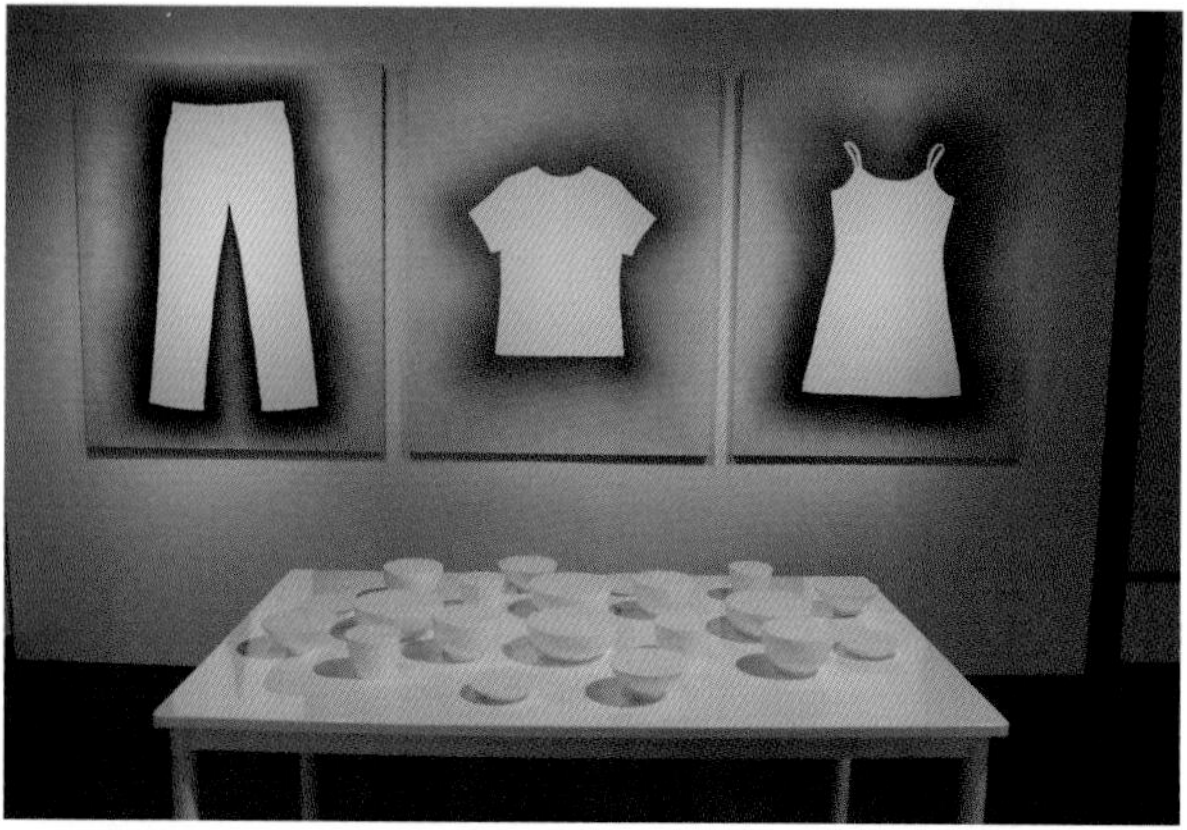

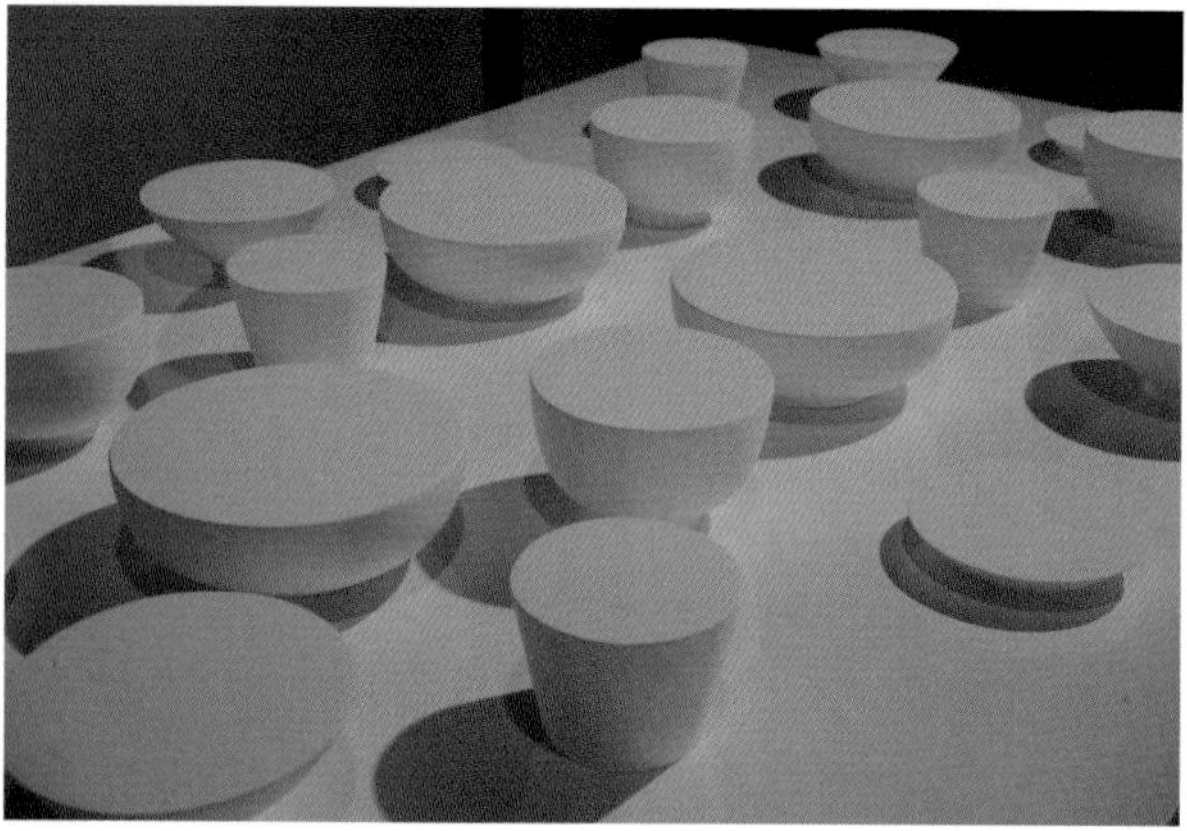

杉本たまえ『食卓の風景』（手前）『カタルシス』（奥）
「対話の庭 Dialogue of Garden――まなざしがこだまする」
（会場：ボーダレス・アートミュージアム NO-MA、会期：2013年４月27日～８月11日）での展示風景。撮影：大西暢夫
「杉本さんの作品は、たとえ受け入れがたい痛みであったとしても、それもまたかけがえのない「わたし」の一部であることを表現しているように思います」第５章204頁

ちくま文庫

生きていく絵

アートが人を〈癒す〉とき

荒井裕樹

筑摩書房

生きていく絵　アートが人を〈癒す〉とき

目次

生きていく絵

アートが人を〈癒す〉とき

はじまりの章

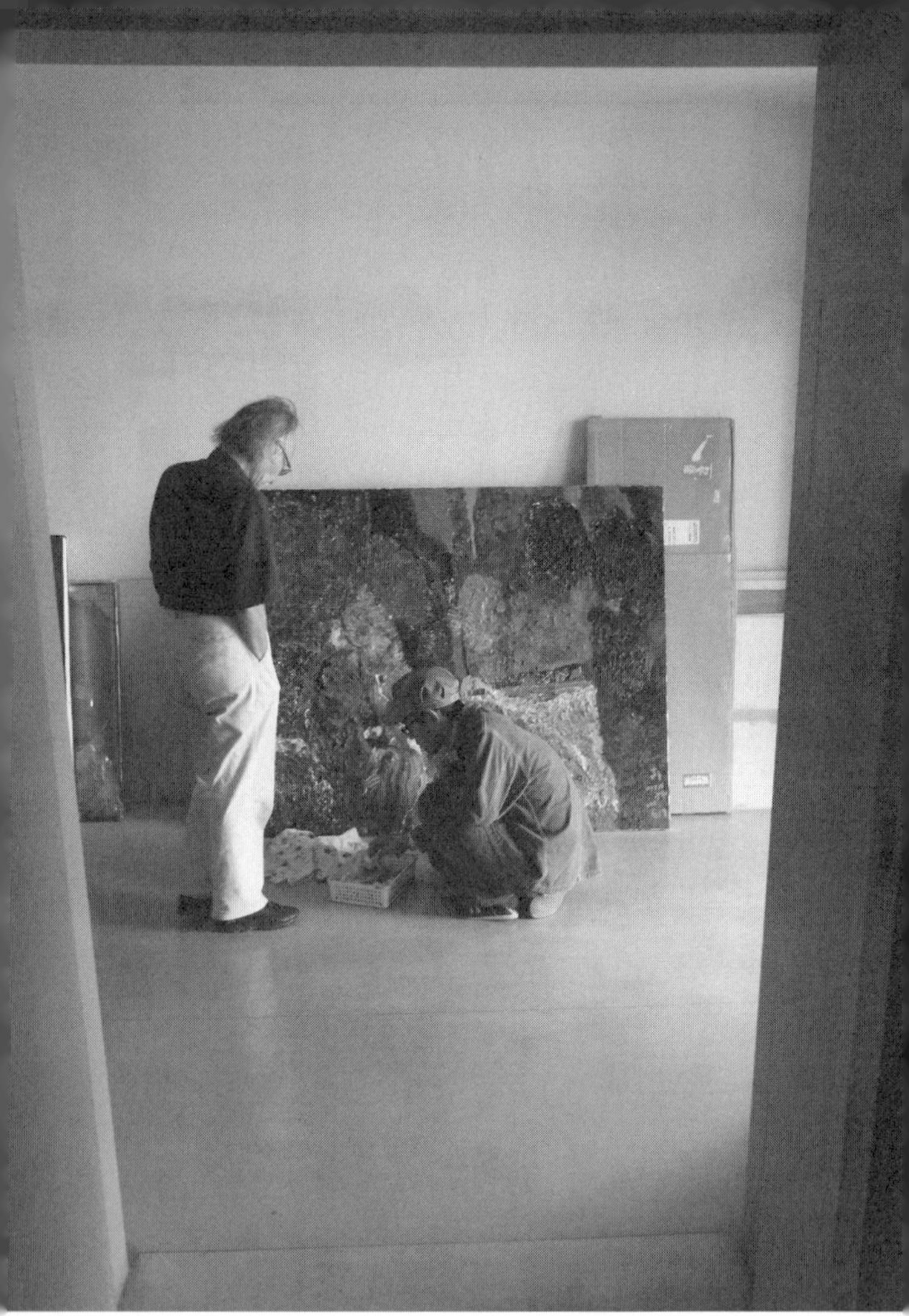

図版１　ある日の平川病院　〈造形教室〉の一場面（筆者撮影）

「自己表現」で生きていく

自分の心に湧きあがってきた感情を、何らかの手段で表現し、誰かに伝えること。あるいは、そのことを通じて自分の心がいまどのような状態にあるのかを知ること。それを、ここでは「自己表現」と呼んでおきたいと思います。あまりにもありふれた言葉を、あたり前に定義しているので、一冊の本を書く用語としては漠然としすぎているかもしれません。しかし、私はあえて、このような前置きから書きはじめたいと思います。

人は誰しも、自己表現しながら生きています。嬉しい出来事に出会って笑顔がこぼれるのは身体による自己表現ですし、その日に経験したつらい思いを家族や友達に聞いてもらうのは言葉による自己表現です。人は常に、自分の心の様子を表現して誰かに伝えながら生きています。もちろん個人差はあるでしょうけれど、そうでなければ、社会のなかで他人とかかわりあって生きていくことなどできません。

人は自己表現しながら生きている。

この点については、誰も異論を差しはさまないと思います。では、そのあたり前のことは、次のように言いかえてもあたり前でしょうか?

人は自己表現しなければ生きていけない。
人は自己表現することによって生きていくことができる。

自己表現という言葉に重点をおいて書きかえてみました。この点については、個々人によって意見が大きく分かれるのではないでしょうか。つまり、自己表現とは人間の生死にかかわるほど重要な行為なのか。それは一人の人間の人生において、それほど大切な要素なのか。このような疑問を抱く人がいると思うのです。

この本は、そのような意見の分かれることについて考えています。つまり、自己表現というものが、人が生きていくことに直結する重要な営みであること。少し大げさな言い方をすれば、自己表現によって生かされるような〈生〉というものもありうること。そのような事柄について、この本では考えていきたいと思います。

いま、何気なく書いてしまった〈生〉という言葉について、少しだけ補足させてください。ここでいう〈生〉とは、単純に生命活動を営んでいる状態ではなく、「生きていたい」という意志をもって自分の人生を歩んでいる状態のことを意味しています。この状態には、「自分の人生をポジティブに捉えてがんばっている状態」から、「つらくても、苦しくても、死んでしまいたいと思っていても、それでも生きていたいという意志が心のどこかで脈打っている状態」まで、かなりの幅があるかと思うのですが、その幅も含めた多様性を表したくて、このような書き方をしています。

アートと〈癒し〉

自己表現というのは、自分がおかれた現状に満たされていなかったり、あるいは苦しくつらい思いを抱えていたりするときの方が、そこに加わる重みや深みも増してくるようです。

仮に「この嬉しさを誰かに伝えないと死んでしまいそうだ」というフレーズを口にした人がいたとしても、誰もその人が「死んでしまう」ことを心配したりなどしません。しかし、「この苦しみを誰かに伝えなければ生きていられない」と言った人がいたとしたら、当人には決して比喩ではなく、「生きていられない」状態が訪れてしまうかもしれません。この本でも、苦しく、つらい心の内側を表現することの意味や可能性について考えていくつもりです。

この本を書き進めていくために、ここでもう一つ、あまり目新しくない言葉の力を借りたいと思います。それが〈癒し〉です。最近では「ちょっと気持ちのよいこと」の意味として用いられることが多く、手垢にまみれ、ひどく擦り切れてしまった感もありますが、私はこの言葉の可能性について、どうしてもあきらめきれません。

いま、例としてあげた「この苦しみを誰かに伝えなければ生きていられない」というフレーズについて、もう一度考えてみましょう。確かに、当人が「苦しみを誰かに伝えられない」ような孤独の内にあったら、「生きていられない」という状態が訪れることも現実におこりうると思います。しかし、逆に「苦しみを誰かに伝えられた」としたら、その人は瀬戸際で何とか耐え忍ぶことができるかもしれません。

この「何とか耐え忍ぶことができる」という状態のこと。あるいはそのような状態を可能にするエネルギーのようなもの。それを、ここでは〈癒し〉と呼んでおきたいと思います。この言葉の内実は第一章で詳しく紹介しますし、全編にわたって少しずつ視点を変えながら考えていきますので、いまのところは大雑把に、このようなイメージとして捉えておいてください。

では、あらためてこの本が考える問題について整理したいと思います。


自己表現は人を〈癒す〉ことができるのか?

そもそも、自己表現が人を〈癒す〉とは、具体的に、どのようなことを意味しているのか?

問題をこのように設定し直しましたが、ひどく抽象的なものですから、イメージが湧きにくいかもしれません。このような抽象的な問いは、あくまで具体的な事例を通じて考えていくことが重要です。

先ほど、私は〈癒し〉という言葉の可能性をあきらめきれないと書きましたが、実はそれには理由があります。〈癒し〉を合言葉に、実際に自己表現を通じて、つらく苦しい毎日を生きている人たちがいるからです。

東京都八王子市。いまではミシュランの三ツ星観光地となり、登山客でにぎわう高尾山を見晴らす美山町の丘に、精神科病院「平川病院」（医療法人社団光生会）があります。この病院のなかに、キャンバスやイーゼルが立ち並び、油絵具やオイルクレパスの匂いがする風変わりな一部屋があります。それがこの本の舞台となる〈造形教室〉です。先ほど書いた「人たち」とは、具体的にはここに集まった人たちのことを指しています。

この〈造形教室〉には、主に同病院に入院・通院する人たちが参加しています。精神科病院ですから、みなさん何らかの心の病を抱えています。場合によっては、今日という一日を生きることさえ耐えがたいほどつらい、という思いをしている人もいます。ここでは、そのような人たちがアートを通じた自己表現によって自らを〈癒し〉、自らを支えるという、不思議で、また魅力的な活動が営まれています。

〈造形教室〉について、詳しくは第一章でご紹介します。なお、この教室を主宰する安彦講

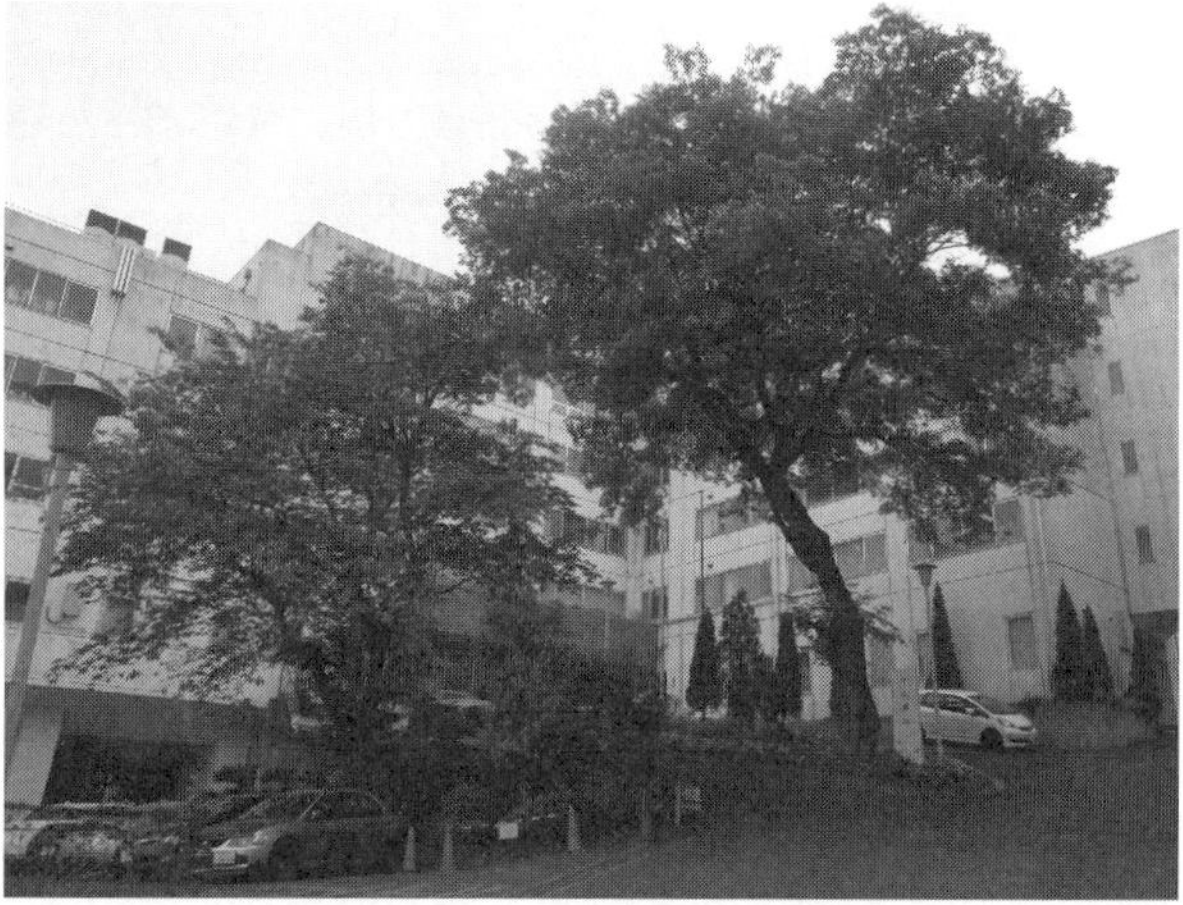

図版２　平川病院外観（筆者撮影）

平さんが、この教室について文章を書くとき、〈造形教室〉と〈　〉を付けた形で表記していますので、本書でもこの表記法にならっています。）

この本では、この人たちの貴重な活動に寄り添いながら、アートを通じた自己表現によって自らを〈癒し〉ていくことの意味や可能性について考えていきたいと思います。

心の病とアートの関係

少し煩雑かもしれませんが、ここで一度、この本がどのような性質のものであり、どのような考え方にもとづいて書かれているのかを説明させてください。その方が、読者の方にも読みやすいかと思います。もしも煩わしいようであれば、本編あるいは「まとめの章」からお読みいただいても結構です。この本は、どの章からでも読みはじめられるように書いてあります。

これまでにも、心の病とアートの関係性を解明していく研究は盛んになされてきました。代表的なものとしては、次の三つの立場があげられると思います。

一つ目は「病跡学（パトグラフィー）」という立場です。これは優れた芸術家の創造性について、当人の出自や生活史などの伝記的事実をもとに、「精神病理学」の知見から解明しようとする試みです。芸術学にも造詣の深い精神科医の言葉を借りれば、「優れた人物の精神状態とその精神的所産＝芸術作品との関係を、伝記や系統的研究をもとに、精神医学ないし精神病理学的に考究する応用領域の一つ」[*1]ということになります。

二つ目は、「芸術療法」あるいは「アート・セラピー」という立場です。これはアート（絵画の場合が多いようです）を診断や治療の一助として応用しようとする考え方です。[*2]実際に、アートを治療やリハビリテーションのプログラムとして採り入れている医療施設も少なくありません。

三つ目は、「アウトサイダー・アート」あるいは「アール・ブリュット」という立場です。これらは正規の芸術教育を受けず、既存の芸術概念には染まらない人たち（「文明化」されていない人たちの芸術表現なども含みますが、最近では、特に精神障害や知的障害を持つ人たちが採りあげられる場合も多いようです）のアートに光を当て、「一般的」「常識的」な価値観に収まらない新たな表現の可能性を見出そうという考え方です。[*3]

当然のことですが、これらの研究や実践はそれぞれ異なる論理によっていますので、一概にどれが最善であるかを比較することなどできません。それぞれに重要な知見であることは十二分に認めたうえで、この本では、これらとは異なる考え方を模索したいと思っています。というのは、これらの研究や実践は、心を病んだ人たちの自己表現そのものや、自己表現の背後にある当事者たちの〈生〉とは、やや異なるところに照準を合わせているように思われるからです。

たとえば「病跡学」は、その特性からかつては「天才学」とも呼ばれており、非凡な創造力の源泉を解明することが中心的なテーマになっています。そのため、多くは精神科医や精神病理学者によってなされた研究でした。

「芸術療法」や「アート・セラピー」は、あくまで医療行為の一環かそれに準ずるものですから、医療者による診断や治療が目的になります。そのため、場合によっては表現された絵も「作品」ではなく、診断のための「サンプル」として扱われることがあります。かつては医療者が構築した理論によって（あるいは医療者が理論を構築するために）、絵が一方向的に解釈されたり、統計学的に意味づけられてきたり、ということも少なくありませんでした。

「アウトサイダー・アート」や「アール・ブリュット」も、冗長化した既存の芸術概念を相対化することに目的がおかれる場合が多く、そこではときに表現者自身の主体性が置き去りにされたまま、プロのアーティストから一方的に評価や価値づけがおこなわれてしまうという弊害も指摘されています。[*4]

最近では、これらと異なる立場を取る研究や活動もなされています。心の病に限らず、より広く障害や病気を持った人たちのアートの可能性について考えようという興味深い試みです。そのなかでは、生みだされた作品自体よりも、その作品を生みだしていく場や関係性といったものへと、主たる関心が移りつつあるように思われます。[*5]

つまり、ある人が表現を生みだしていく過程や、その人に表現を生みださせていく場や関係性の力そのものをアートとして捉えようという視点です。たとえば、この本と同じく平川病院〈造形教室〉に関心を寄せる社会学者の藤澤三佳さんは、「人が表現するプロセスそのものを「アート」として定義するという発想の転換」の必要性を唱えています。[*6]

最近しばしば耳にする「エイブル・アート」という試みも、このような考え方に近いのではないでしょうか。「エイブル・アート」とは、アートの魅力を通じて障害や病気に対する社会の価値観を変えていこうとする立場で、そこでは障害を持つ人と持たない人が、協同で表現を生みだしていくという体験を大切にしたワークショップなどが盛んに開かれています。

ただし、この本は「エイブル・アート」とも少し趣旨が異なるかもしれません。私が考えたいのは、もっと単純で、もっと根本的な事柄です。つまり、「病者や障害者によるアートの社会的意義」について議論する前に、「一人の人間が、病み疲れた心を一枚の紙の上に描くことに、果たしてどのような意味や可能性があるのか」という点について、一度きちんとした言葉で説明する必要があるのではないかと思うのです。

自己表現の〈もの〉と〈こと〉

病気や障害を持つ人たちのアートが議論される際、表現された作品を重視するのか、あるいは作品を生みだす場や関係性を大切にするのか、人によって意見が分かれるようです。これはとても難しい問題です。前者を強調しすぎると、表現者（＝作者）の実態的な〈生〉から切り離されたところで、鑑賞という名の消費がおこなわれてしまうかもしれませんし、後者にばかり注目が集まれば、個々の作品自体が有している意味や可能性がおろそかにされかねません。

多少乱暴ですが、前者を強調するのがアート業界の価値観であり、後者を強調するのが医療・福祉業界の論理なのだという整理もできると思います。前者からすれば、作品は作品として魅力があればよいということになりますが、後者からすれば、アートは治療やリハビリテーションの一環となり、作者に益するところがなければ意味がないということになります。

最近では、この二つの業界がコラボレートした展示会などもあちこちで開催されていますが、ときおり、両者の価値観が衝突するという話も耳にします。このコラボレーションに少しでもたずさわった人は、多かれ少なかれ、その価値観の相違に悩んだ経験をお持ちでしょうから、あらためて書くまでもないかもしれません。

この本は、これらとは少し異なる立場をとろうと思っています。私が試みたいのは、生みだされた個別の表現物（＝作品）と、それを生みだす場の力を同時に捉えつつ、自己表現が表現者の〈生〉にいかにかかわるのかを読み解くことです。具体的には、次の二つの考え方にもとづきながら書き進めていこうと思います。

一つは、〈もの〉としての表現だけでなく、その背後にある〈こと〉としての表現も捉えるような考え方です。この本では、計二七枚の作品を図版で紹介します。これらはキャンバスや画用紙に描かれた絵ですから、物理的な形を持っており、展示会場に飾ったり写真を撮ったりすることができます。いわば自己表現の〈もの〉としての側面です。

しかしながら、自己表現には物理的な形を伴わない部分もあります。これらの作品ができあがるには、とても長い時間がかかっています。その間には、様々な人間関係の葛藤が繰り広げられ、苦しくてつらい時間が蓄積され、数々のドラマがおこったりしています。それらは現実におこった〈こと〉なのですが、形がありませんから、保存しておくことも展示することもできません。いわば自己表現の〈こと〉としての側面で、こちらも大切な表現です。

具体的な〈もの〉としての絵の向こう側には、抽象的な〈こと〉としての表現が確かに存在するはずです。それは写真に撮ることも、数値化することもできませんが、言葉にすることはできるかもしれません。具体と抽象は両極的な考え方ですが、この本では、その両極を行ったり来たりしながら、可能な限り〈もの〉と〈こと〉の両面について語ることを心がけました。

もう一つは（一点目を別様に言いかえただけになるかもしれませんが）、表現者という一人の人間の〈生〉と、表現された作品の両方を、なるべく同時に捉えるような考え方です。つまり、作品の特徴について語ることが表現者の〈生〉について語ることになり、表現者の〈生〉について語ることが作品の特徴について語ることになるような語り方を目指しました。

実は、この「表現の〈もの〉と〈こと〉」という視点は、〈造形教室〉を主宰する安彦講平さんが長年の経験のなかから紡ぎだした理念でもあります。私はその理念について、〈造形教室〉に集まるユニークな人たちに導かれながら、自分なりの注釈を加えていこうと思います。

言うまでもないことですが、人の心は境遇や生活史や資質によって千差万別ですから、アートを通じた自己表現が〈癒し〉につながるかどうかも個人差が大きいように思います。したがってこの本が目指すのも、心を病む人すべてに適用できる汎用的な「治療理論」や「表現療法」を構築することなどではありません。むしろ、そのような汎用性や応用可能性といったものから距離をおいてみたいと思います。

心を病む人たちに〈癒し〉をおよぼす「理論」や「療法」といったものを作りあげるために〈造形教室〉の人たちについて考えるのではなく、〈造形教室〉の一人ひとりの個性や独自性を語るにふさわしい言葉を模索することを通じて、自己表現と〈癒し〉の普遍的な関係性について考えたいと思うのです。[*7]

千差万別であるはずの個人を超えて、自己表現と〈癒し〉の間に存在する普遍的な関係性を解き明かすためには、個々人の深層を掘り進めていくという、愚直な作業に徹するよりほかにないのではないでしょうか。

註

1 徳田良仁『芸術を創造する力――イメージのダイナミックス』紀伊國屋書店、一九八六年、一四頁。なお「病跡学」については、次の拙文でも少しだけ紹介しました（荒井裕樹「研究動向「病」」『昭和文学研究』五九集、昭和文学会、二〇〇九年九月、六八－七一頁）。

2 ただし、「芸術療法」や「アート・セラピー」にも様々な流派の違いがあり、一概に説明できるものではありません。「芸術療法」という概念が持つ幅の広さについては、たとえば徳田良仁「精神医学と芸術療法」（徳田良仁ほか監修『芸術療法1（理論編）』岩崎学術出版社、一九九八年、一一－二七頁）にわかりやすくまとめられています。また「絵画療法」や「芸術療法」については『中井久夫著作集　第一巻（分裂病）』同『第二巻（治療）』（岩崎学術出版社、一九八四－五年）に、特に「統合失調症者」への適用を中心とした論考がまとめて収録されています。中井久夫さんが考案し、「絵画療法」の現場でしばしば参考にされている「風景構成法」の事例と応用については、皆藤章・川嵜克哲編『風景構成法の事例と展開――心理臨床の体験知』（誠信書房、二〇〇二年）を参照しました。

3 「アウトサイダー・アート」という概念が日本で本格的に検討されはじめたのは、一九九三年に世田谷美術館で開催された「パラレル・ヴィジョン展」がきっかけであったとされています（世田谷美術館監修『パラレル・ヴィジョン――20世紀美術とアウトサイダー・アート』淡交社、一九九三年）。また「アウトサイダー・アート」のまとまった概説としては、服部正さんの著書が参考になります（『アウトサイダー・アート――現代美術が忘れた「芸術」』光文社新書、二〇〇三年）。

4　藤澤三佳「障害者と芸術にかかわるフィールドワークから——福祉・医療と「芸術」の交差」『ソシオロジ』四五巻三号、社会学研究会、二〇〇一年、一〇三–一一〇頁。

5　たとえば以下の書籍などは、このような試みに該当するかと思います。関則雄・三脇康生・井上リサ・編集部編『Practica2 アート×セラピー潮流』（フィルムアート社、二〇〇二年）所収、座談会「アートとセラピーの境界に何があるのか」（四八–五五頁）。横川善正『ホスピスが美術館になる日——ケアの時代とアートの未来』ミネルヴァ書房、二〇一〇年、七–八頁。また一部の大学病院の小児科病棟では、アートを通じて「病院」という空間の堅苦しさをほぐす試みなどもなされており、本書を書くうえで大変参考になりました（山口悦子ほか「小児医療現場におけるボランティア活動およびアート活動——ナラティブ・アプローチの視点から」『ボランティア学研究』五集、国際ボランティア学会、二〇〇四年、一一五–一四三頁。平井祐範・山口悦子「病院とアート——「おもろい病院」をめざして」『小児看護』三〇巻一一号、二〇〇七年一〇月、一四九六–一五〇一頁。李永淑「医療以外の目的を孕む共同体としての病院——大学病院小児がん病棟における「真剣な遊び」を事例に」『アートミーツケア』三号、アートミーツケア学会、二〇一一年、三八–四九頁）。

6　藤澤三佳「「障害者」とアウトサイダー・アート——医療・福祉とアートの交差」宝月誠・進藤雄三編『社会的コントロールの現在——新たな社会的世界の構築をめざして』世界思想社、二〇〇五年、九五–一一一頁。引用は一〇五頁。

7　最近、ときおり「障害者アート」という言葉を目にするのですが、そもそも「障害者」という障害者はいません。それぞれ事情の異なる「障害」を抱えた一人ひとりの人間を通じて、「障害」あるいは「障害者」とは何かについて考えること。私がひそかに標榜している「障害者文化論」とは、そのようなことを目指しています。よく「障害文化論」と書かれてしまうのですが、「障害が文化を生みだす」わけではなく、「何らかの障害を持った人間が文化を生みだす」という視点を強調して、「障害者文化論」と言っています。

コラム　力の存在、存在の力

学生時代、ぎりぎりの交通費を握りしめては、長期療養所や福祉施設を訪ねたり、障害者運動の現場を歩いたりするのが好きだった。そこで出会った人たちが、ときにほがらかに笑い、ときに消え入りそうな声を漏らす様子に立ちあうことは、私自身の存在が試されるような、厳しくも得がたい経験だったように思う。そんな私にとって「心のアート展」は、この生きがたい社会に閉塞感を抱く人たちの「声にならない声」と出会う大切な場所になりつつある。回を重ねるごとに、参加者と応募作品の裾野が広がっていくことも嬉しい限りである。

今回展の副題が「再生と律動」に決まったとき、いままで抱えてきた心のしこりがほどけかけたようで、実は小さな感動を覚えてしまった（この言葉に対する私の理解は必ずしも発案者の意図に沿うものではないかもしれないが、しかし感動すること自体は私の勝手だろう）。「律動」はリズム（rhythm）の訳語にあてられることもあるように、一定の運動を繰り返すという意味である。一見単純な言葉であるが、しかしそこに「再生」という概念を重ねてみるとき、その持つ意味は深く、重い。

たとえばメトロノームが規則的にリズムを刻む様子を想像してみよう。メトロノームの針は一定の速度、一定の振幅、一定の音量を刻み続ける。その運動の様子は、精密な計測機器を用いて測定してみても誤差はなく、同じ速さ、同じ幅、同じ大きさの力を繰り返し続けるだろう。一回目に針を動かした力と、二回目に動かした力とが同じ性質のものであることは客観的に測定可能であり、実証することもできる。

しかしまた一方で、このように言うことも可能だろう。一回目に針を動かした力と、二回目に動かした力とは、同じ性質ではあるが、その存在自体は異なるものであると。この二つの力が異なる存在であるということは、どんなに精密で高性能の計測機器を用いても測定することはできないし、客観的に実証することもできない。あくまで、その力を異なる存在として見なすかどうか、そこに向き合う人の内面や主観にかかわる問題である。

おそらく、「ある」と信じれば存在し、信じなければ存在しないような類いの力というものが私たちのなかにはある。傷つき、疲れ、打ちひしがれた人が「再生」するためには、あるいはそのような力こそ必要なのかもしれない。振り返れば、そのように信じることができる場面に幾度か遭遇してきた記憶もある。

人が「再生」する道のりは決して平坦でも直線的でもない。立ちあがりかけては倒れ、もりあがりかけてはすり減り、歩きかけては座りこみ、行きつ戻りつ、幾度も浮き沈みを繰り返す。まさしく「律動」のごとく同じことを繰り返す様子は、見ているだけで疲れ果てることさえあり、場合によっては当人の「再生」への力を疑いかねないこともある。しかし重要なのは、「その人に力があるかどうか」ではなく、「その人に力があると、傍らにいる私が信じるかどうか」なのであろう。少なくとも、そのように信じる者がいることで、はじめて存在しうる力がある。

このアート展に寄せられた作品も、物理的に突き詰めれば、紙と顔料の層である。この紙と顔料の層が、作者を「再生」へと導く

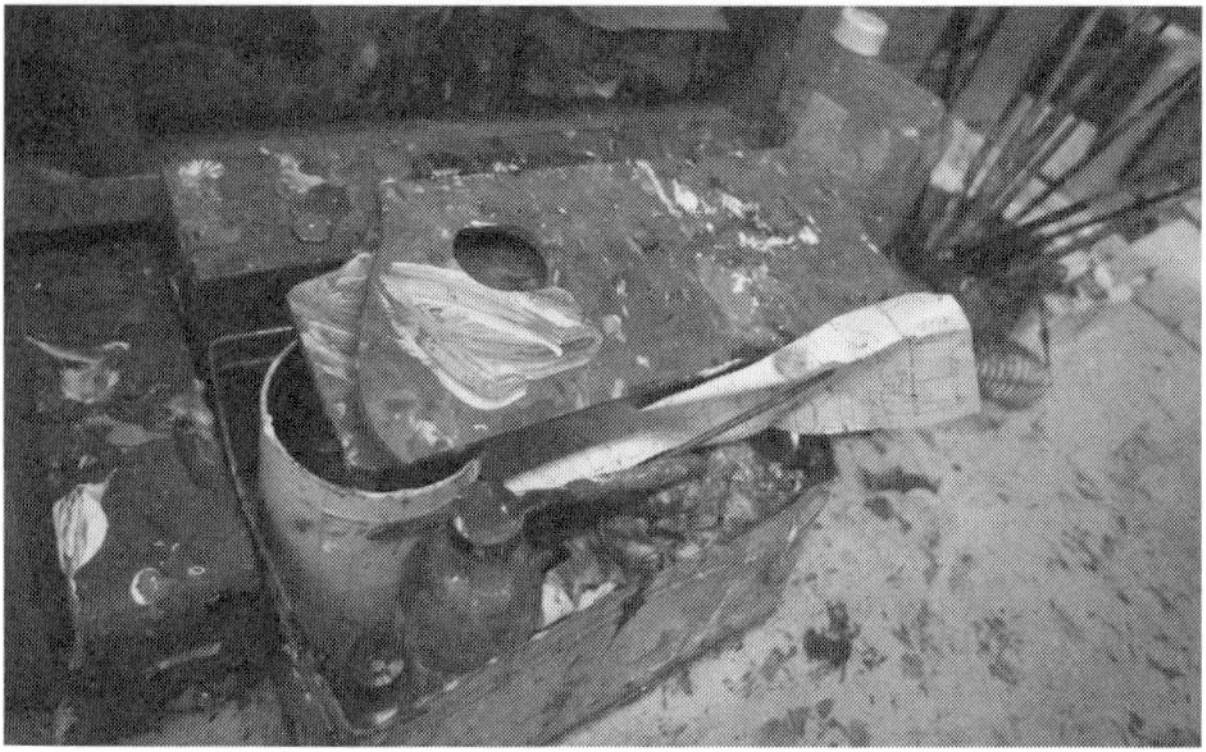

〈造形教室〉の一隅。画材や道具が一見、無造作におかれています。床の染みや絵具の匂いも、この場の大切な構成要素となっています。

「自己表現」に昇華するかどうかは、作者本人の問題であると同時に、観る人一人ひとりの問題でもある。もし会場で言い知れぬ感覚をおぼえる絵に出会ったら、是非とも、しばし足を止めてもらいたい。その絵にこめられた作者の思いに、観る人が自由に想像をめぐらせること。その絵にはきっと大切な思いがこめられているのだと、観る人自身が信じること。そのことが表現者にとって、かけがえのない力となるだろう。

「心のアート展」は、そのような力を生みだす場になってほしい。

［初出：原題「力の存在、存在の力――第三回東精協「心のアート展」によせて」第三回　心のアート展図録『生命の光芒――再生と律動』東京精神科病院協会、二〇一一年一〇月。本書収録にあたり改題のうえ、一部表記をあらためた。］

コラム　アートで心を〈癒す〉

――まず「心のアート展」についてご説明ください。

東京精神科病院協会（略称・東精協）に加盟している精神科病院（六七病院）に、入院あるいは通院されている方たちの作品を展示するアート展です。東精協というのは東京都にある私立の精神科病院の連絡協議機関で、二〇〇九年から「心のアート展」を開催するようになりました。今回で四回目になります。

――どのような作品が展示されているのでしょうか？

公募で集まった作品のなかから、二段階の審査を通過した作品を展示しています。前回の第三回展では一九病院から三〇〇点ほどの作品が集まり、一三〇点ほどの作品が展示されました。年々、参加病院・参加者の裾野は広がっています。

原則的には東精協の加盟病院に入院・通院している方の作品が対象なのですが、このアート展の趣旨にご賛同いただいたアーティストの作品を「特別展示」という形でご紹介することもあります。毎年協力してくださっているのは、『失踪日記』などで知られる漫画家の吾妻ひでおさん。吾妻さんは、ご自身も漫画化されていますが、アルコール依存症で医療機関にかかっており、自助グループにも通われているようです。

今回は、フランスから「アトリエ・ノン・フェール」の方々もお招きしています。「アトリエ・ノン・フェール」というのは、パリ郊外の精神科病院メゾン・ブランシェで活動を続けてきたアーティスト集団です。現在はパリの街中を活動の舞台にしているようで、EU圏ではかなり頻繁に展示会が開かれて注目を集めています。日本では、このアート展ではじめて実作品が展示されます。ほかにも、孤高清貧の生活のなかで流行にとらわれず、孤高に描き続けた画家・櫻井陽司氏の作品も紹介されます。

——審査はどのようにおこなわれているのですか？

「心のアート展」では、五人の先生方に審査をお願いしています。加賀乙彦氏〈小説家・精神科医・審査員長〉、仙波恒雄氏〈日本精神科病院協会名誉会長〉、齋藤章二氏〈斎藤病院理事長・院長〉、立川昭二氏〈北里大学名誉教授・医学医療史〉、安彦講平氏〈〈造形教室〉主宰〉です。どなたも、臨床現場と芸術分野の両面で豊かな経験をお持ちの方です。

審査で難しいのは、「よい作品とはなにか」という点です。「よい」の基準をどこにおくのかというのは、とても難しい。「技術的に上手い絵」をえらぶと普通のアート展との差異がなくなってしまいますし、「がんばって描いた絵」をえらぶとすれば応募されたすべての作品があてはまってしまいます。

審査会の現場では、審査員や実行委員の方が作品に試されているような緊張感があります。「この絵の価値があなたにわかるのか？」という感じですね。難しいことは重々承知のうえで、可能な限り、作者の切実な思いや生命の息吹みたいなものが感じられる作品をえらびたいと思っています。

——このようなアート展を開催することに、どのような意義があるのでしょうか？

「障害者文化論」を研究する私の立場からの答えになりますが、いくつか意義があるよう

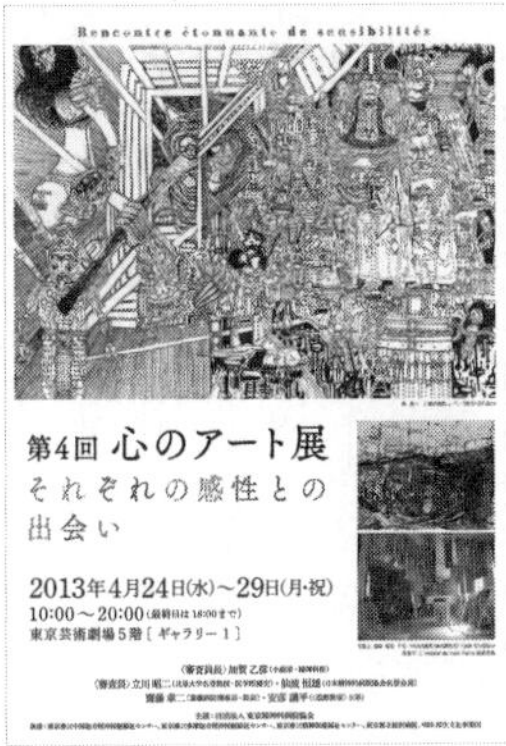
Rencontre étonnante de sensibilités
第4回 心のアート展
それぞれの感性との出会い
2013年4月24日(水)～29日(月・祝)
10:00～20:00
東京芸術劇場5階［ギャラリー１］

第４回「心のアート展」チラシ

に思います。

一つは啓発活動として。「心の病」という言葉がとても身近なものになってきた一方で、「精神科病院」や「精神障害者」に対する偏見はまだまだ根強いです。「心の病」はボーダレスにこの社会に広がっていますが、それをサポートする「精神科」への心理的な壁はとても高い。アートは、そうした壁を乗り越える取っ掛かりになるのではないかと思っています。

二つめは、病院同士の情報交流の場として。精神科病院のアート活動は、基本的にはデイケアやOT（Occupational Therapy：作業療法）の現場で、医療スタッフの指導のもとにおこなわれていることが多い。それぞれの病院が工夫をこらして活動をしていますが、ほかの病院の活動については、お互いに知らない部分も多いのではないでしょうか。ですから、様々な病院の作品を集めることで、ほかの病院がどのような試みをしているのかを知るよい機会になると思います。

最後は、病院という場で、とてもユニークで個性的で力強い作品を作っている人たちがいる。そのことを社会に届けたい、知ってもらいたい、ということ。個人的には、これが一番大きな理由だと思っています。なかには、この社会の閉塞感や生きにくさ、あるいは冷酷さなどを凝縮して映しだしたような作品もあり、こちらが圧倒されることもあります。

研究者としての立場から言えば、このようなアート作品を社会に投げかけたら、人々はそれをどのように受け止めるのか、という点にも関心があります。苦しんでいる人たちの心にこの社会はどのように映っているのか。アートはきっと「いつもとは違った角度から社会を見つめなおす」きっかけを与えてくれると思います。

——実行委員としてアート展にかかわってこられたなかで、印象的だったことはありますか？

私がとても興味深いと思っているのは、このようなアート展をやっていると、「表現が表現者を超える瞬間」に出会えることがあるという点です。

たとえば、こういうことがありました。ずっと親御さんと息苦しい関係で生きてきた方がいた。「お前はダメなやつなんだ、一人前じゃないんだ」と、一人の人間として認めてもらえなかったようなのです。その方が作品を出展することになり、勇気をだして会場に親御さんを呼んだ。そうしたら、多くの観覧者がこの方の作品に魅入っている。その様子を親御さんが見て、とても驚いたようです。「あの子は自分がいなければダメなんだ」と思いこんできたのに、自分の知らないところで成長し、輝いている当人がいた。ずっと癒着してきた親子のあいだに、はじめて風が通ったというのでしょうか。これをきっかけに、親子の関係は少し改善されたそうです。この場合、この方の絵の前で足を止めていた観覧者も、知らず知らずのうちに、親子の「生き直し」をサポートしていたことになるのかもしれません。

また、こんなこともありました。「心のアート展」では、作品によっては実行委員がそれに似合った手作りの額を用意します。ある出展者が、額装された自分の絵を見て驚いていました。「自分はもっと暗くて陰鬱で救いようのない絵を描いたつもりだったのに、実際に額装された絵を見たら、思っていたよりやわらかだった。もしかしたら、自分は捨てたものじゃないのかもしれない」とおっしゃっていました。

「表現」というのは、「表現者」の意図を超えた力を持つことがあります。最近よく思うのですが、「アーティスト」というのは「自分の思いを正確に表現できる技術を持った人」のことではなく、むしろ「自分の表現に自分自身が驚くことができる感受性を持った人」のことなのかもしれません。

さきほど、なにをもって「よい絵」とするかは難しいと言いましたが、もしかしたら「よい絵」というのは、展示したときに、描いた人にとっても観る人にとっても、予想外の出来事がおこる絵のことなのかもしれませんね。会場に足を運んでくれた方と出展者とのあいだで、なにか予想外の面白いことがおこるのを期待しています。

——これまでアート展を観に来た人たちの反響はいかがでしたか？

おおむね好評をいただいたと思います。これまでのアート展では「心のハガキ」というイベントを企画していました。来場者に一枚のハガキをお渡しし、「自分の心のイメージ」を描いてもらうというものです。絵を「見る－見せる」という一方通行の関係ではなく、相互交流型のアート展にしたいという思いではじめた企画です。多くの方が好意的に描いてくださったのですが、そのなかで、いくらお願いしてもまったく描いてくれなかった方々がいた。四〇～五〇代の背広を着た男性たちです。もしかしたら「心を表現するのが恥ずかしい」「絵を描くなんて大の大人がやることではない」と思っていたのかもしれません。

「障害」というのは、私なりに定義すると、「ある文脈のなかで、みんなが普通にできることができないこと」です。だとしたら、あの文脈に合わせると、「心のイメージ」が描けなかった人たちは「自己表現障害者」になるのかもしれません。もちろん、少し皮肉をこめすぎた言い方です。ただ、「心のイメージ」を描けなかった、描くことに抵抗感を覚えた、ということをきっかけに、「自分は本当に大変なときに、大切な人に助けを求められるだろうか」ということを考えてもらえたらいいですね。

「誰かを励ます言葉のバリエーションをいくつお持ちですか？」という質問をしたら、「がんばれ」とか「負けるな」と答える人が多いのではないでしょうか。きちんと統計を取っているわけではありませんが、おそらく両者ともトップ5には入ると思います。ただ、大変な思いをしている人はすでに十分がんばっていますし、勝ち負けの論理とは異なるところで困っていることもあります。そうすると、これらは「励まし表現」としては、あまり豊かな表現ではないようです。

そもそも、「がんばれ」とか「負けるな」というのは、誰かを叱りつける際にも用いる言葉ですよね。つまり私たちは、純粋に人を励ます言葉の持ち合わせが少なくて、人を叱りつける言葉を文脈に合わせて援用しているわけです。「励まし表現」のバリエーションが少ないわけですね。3・11と昨今のいじめ問題などもあって、「ひとりじゃない」という言葉が「励まし表現」として社会的に共有されつつあるように思いますが、あれだけの惨事を経験して、ようやくひとつの新しい表現を生みだすことができたのかもしれません。「励まし表現」のバリエーションが少ないということは、裏返すと、大変な思いをしている人たちが、その「大変さ」を表現するバリエーションも少ないということなのかもしれませんね。多くの人は、自分が抱えている「大変さ」を表現することが苦手だったり、あるいはそもそも表現してはいけないと思っているのではないでしょうか。「自分だけ大変だなんて言っちゃいけない」「大変って言ったらその時点で負けなんじゃないか」と思っているわけです。堂々と「大変さ」を表現する人がバッシングを受けるということも少なくありません。

生きにくい人、苦しい人、つらい人、弱い人、困っている人などなど、この社会のなかには、様々な「大変さ」を抱えた人たちがいます。そういった人たちもふくめて社会を豊かにし、少しでも「生きやすい社会」を作っていくためには、一人ひとりが抱えている「大変さ」に対する想像力や感受性を耕していくことが大切です。ちょっと大げさですけれどそのような想像力や感受性といったものを「社会資源」にまで育てていく必要があるわけですね。もしかしたら、アートにはそのような役割を果たせる可能性があるのではないでしょうか。そういった意味でも、「心のアート展」のような試みは意味があると思っています。

こんなことを言うと、「心のアート展」では、暗くて深刻な作品ばかり展示されているような印象を持たれる人もいるかもしれませんが、実際の会場では、可愛くてほほえましい作品も、ユニークな作品もあります。作者によるギャラリートークや座談会も企画されています。入場無料でやっておりますので、近くをお通りの際は、ぜひぜひ、お気軽に立ち寄ってみてください。

［初出：原題「アートで心を〈癒す〉――第四回「心のアート展」開催にあたって　荒井裕樹氏インタビュー（聞き手・構成／出口優夏）」『ＳＹＮＯＤＯＳ　ＪＯＵＲＮＡＬ』二〇一三年四月一七日掲載(http://synodos.jp/welfare/3444)、株式会社シノドス。本書収録にあたり改題のうえ、一部再編。東精協の加盟病院数および「心のアート展」審査員のお名前は取材当時のものです。］

第一章

〈癒し〉とあゆむ

安彦講平

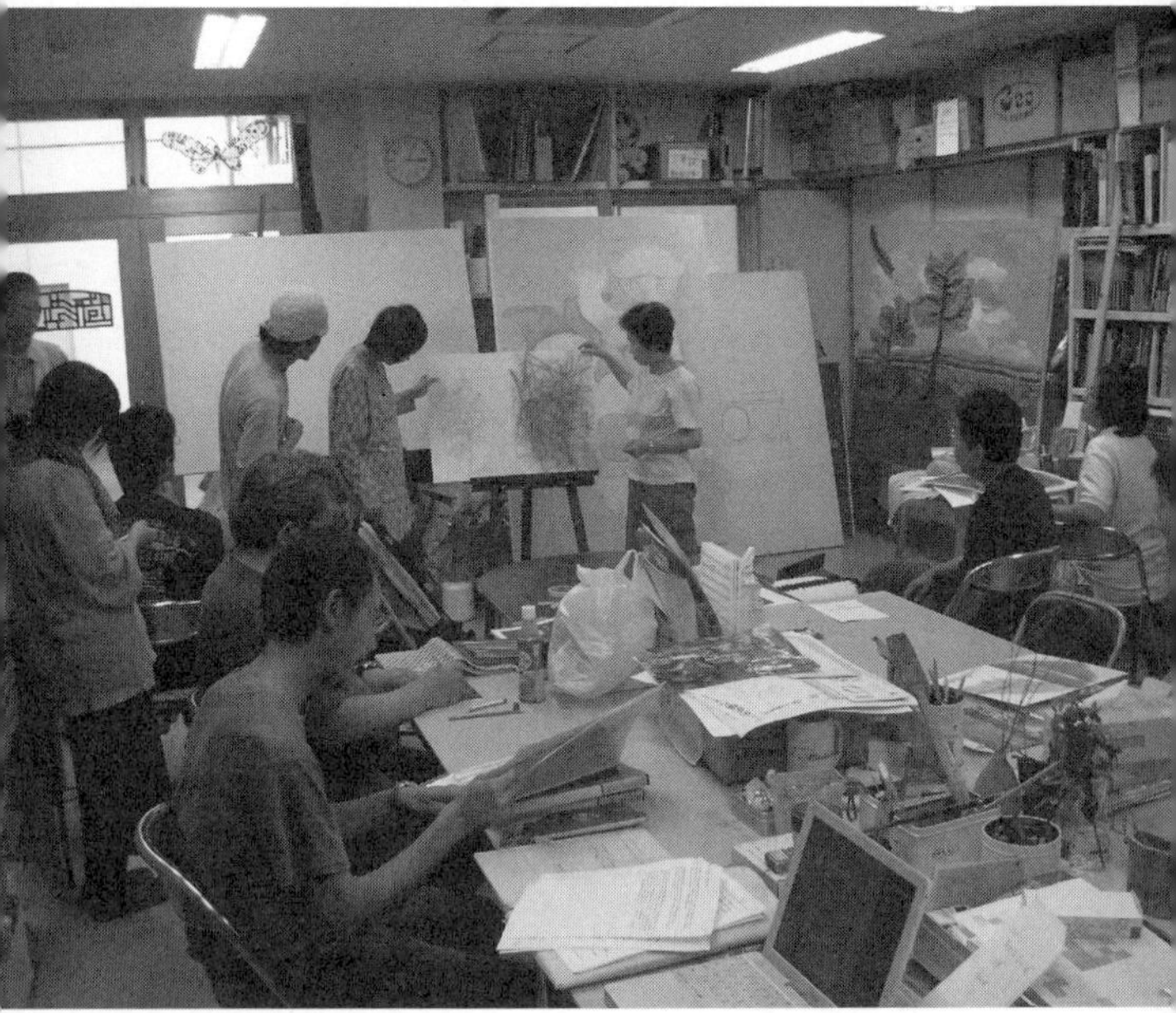

図版3　毎回、その日の制作について語り合う「合評会」の様子（筆者撮影）

保護室のマリア

まずは、ある精神科病院のなかでおこった一つの出来事（事件といった方がよいかもしれません）を紹介したいと思います。

いまから三〇年近く前のことです。東京郊外の精神科病院である東京足立病院で、「保護室」に収容された男性が室内の壁面を絵で埋めつくし、明かり窓の鉄格子にまでペインティングするという出来事がおこりました。

保護室というのは、一般の方にはあまりなじみがないかと思います。これは急性期症状の患者を保護するための特別な病室のことで、多くの精神科病院のなかに備えられています。そこでは患者の安全管理上、どうしても必要と判断されれば、鎮静剤の投与や身体拘束などがおこなわれることもあります。そのため、保護室の内部は機能性や安全性が重視され、無機質で殺風景なものになっている場合が多いようです。

結果的に、保護室は日常の感覚とはかなり異質な空間となり、入室する人によっては圧迫感や閉塞感を覚える部屋になってしまいます。この病院の保護室も、閉鎖病棟（患者が自由に出入りできないよう鍵がかかり、医療者が管理している病棟）の最奥に位置し、四畳程度のスペースに簡単な台座と布団がおかれ、コンクリートの床に穴が開いただけの便器が備えつけられている、という構造だったようです。

現在では、多くの病院で保護室の状況は改善されているようですが、昔は大変環境の悪いものが多かったそうです。特に窓やドアに備えられていた鉄格子はかなりの威圧感を放っていたようで、入室経験者のなかには「牢獄よりひどい」と証言する人もいます。

話を冒頭に戻しましょう。当の男性も、この保護室に大変な圧迫感を覚えたようです。彼はそこを独房と呼び、何もない室内でじっとしていることに耐えられず、画材を差し入れてもらって絵筆を走らせ続けたのだそうです。この一個の「作品」と化した部屋の模様は、一人の造形作家の手によって詳細な記録がとられました。

図版4・5は、その貴重な記録の一部分です。殴りつけられたように飛び散った絵具の海のなかに、女性と思しき像が確認できます。長い髪をなびかせ、波打つ服をまとったように見える女性像は、大きく両手を広げ、万物を許容し、抱擁するかのような大らかな姿で立っています。

よく見ると、身体の各部位は中心から力強く放射状に筆を走らせて描かれていて、この男性の「外側」への衝動を如実に表しているかのようです。ここでいう「外側」とは、二つの意味があると思います。一つは、固く閉ざされた鉄格子の「外側」であり、もう一つは、抱えきれない心の波浪を吐きだすべき、自己の身体の「外側」です。

この男性は、これらの女性像を妻や愛娘に見立てた「マリア」と称していたようで、ベッドを見おろす位置に描いて自分を見守ってもらい、極限的な精神状態をしのいだの

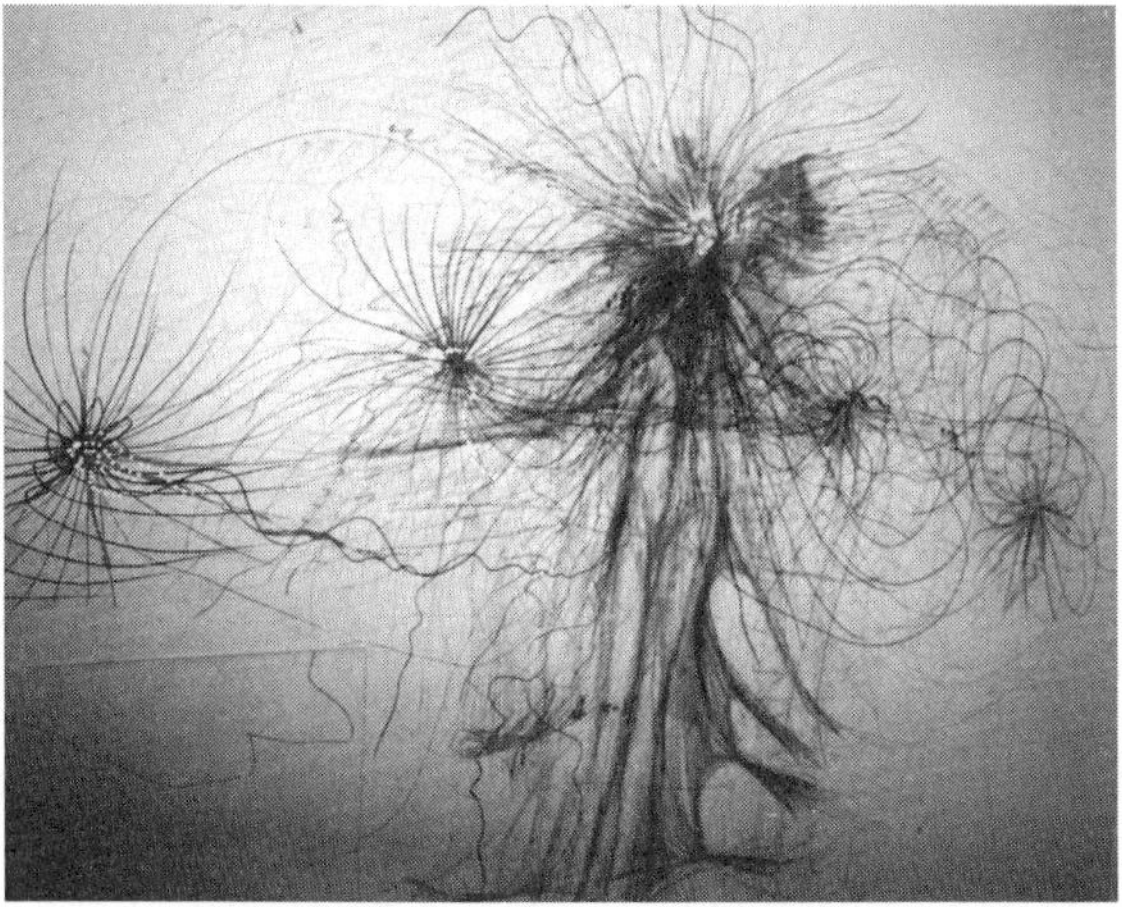

図版4　保護室の壁画1（安彦講平氏提供）

だそうです。その後、この男性の症状は軽快し、退院後は無事に社会復帰されたようです（なお、この保護室の壁面は男性の外泊中に塗り替えられて、後日家族に修繕代が請求されたといいます）。

当然ではありますが、医療者は患者の安全に責任を負っています。したがって、患者に危険をおよぼす可能性があるものは、医療者の判断によって遠ざけられねばなりません。たとえば、他病院の閉鎖病棟に入院した経験を持つ某男性は、普段慣れ親しんだ筆記具が思いも寄らぬ事態を引きおこす恐怖を次のような短歌に詠んでいます。

鉛筆を三本飲みて血を吐きし

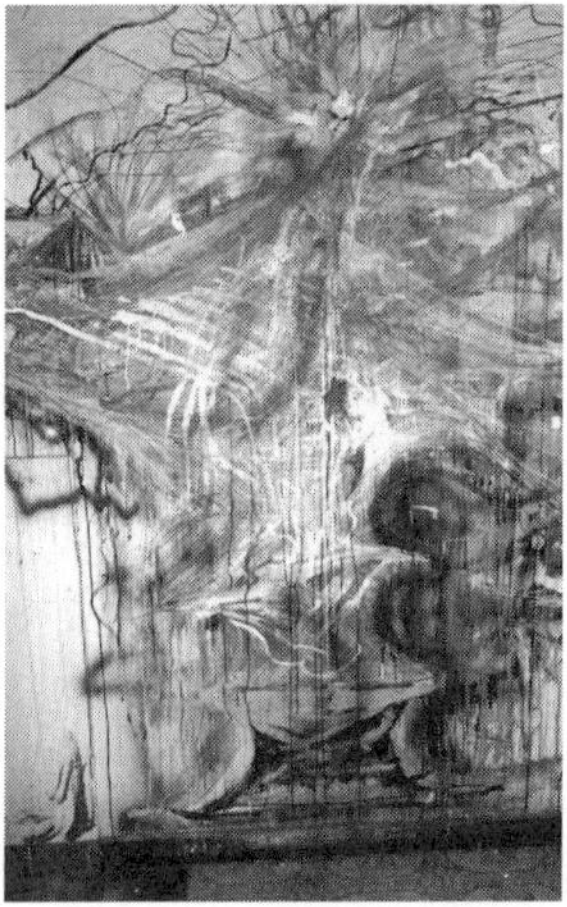

図版5　保護室の壁画2（安彦講平氏提供）

友の屍白き担架に[*1]

その意味では、保護室に入室中の患者が壁面を絵で埋めつくすなど、前代未聞の事態だったことでしょう。一歩間違えば（あるいはすでに）、その病院にとって大きな不祥事ともなりかねないこの事態が黙認されたのは、医療者や職員が、この男性に対しては投薬や拘束によって衝動を抑えこむのではなく、絵画という自己表現を通じて感情を放出させた方がよいと判断（諦観）したためだったのではないかと推察されます。

いずれにせよ、ほかに例を見ないですし、そして再びはありえないであろう処遇ですが、結果的に当人のためとなった希有な事例です。[*2]

鉄格子の威圧感

このマリア像は、写真で見ても、一瞬たじろいでしまうほどの迫力です。大変激しい表現衝動に駆られて描かれたものだということが感じられます。おそらく描いた当人も、苦しいほどにたかぶった感情の渦のなかでもがいていたのではないでしょうか。しかしながら、その感情のたかぶりは、本当に「病気」の「症状」だけに起因するものと考えてよいのかについては、慎重を期さねばならない問題だと思います。つまり、そこには保護室という存在が持つ、物理的かつ象徴的な閉鎖性のようなものが関与していた、ということも考えられるのではないでしょうか。

先にも書いたように、保護室は患者の安全を確保するための空間です。しかし収容される立場の人にとっては、そのような医療者の意図とは異なる見え方をしている場合があります。つまり、敷設された鍵や鉄格子などが大変な威圧感を備えたものとして感じられてしまうのです。先の「鉛筆を～」というショッキングな歌を詠んだ男性も、同じように保護室に収容された経験を持っているようで、その経験を次のような悲愴な短歌にしています。[*3]

鉄格子鉄格子あゝ鉄格子
何んのための鉄格子なのか

保護室の便器にらみて食事摂る
地獄の果てかその又果てか

同様に、保護室に収容された経験を持つ名倉要造さんも、そのときに感じた衝撃を荒々しく絵具を塗りこめた一〇〇号の絵画によって表現しています（図版6）。画面全体を錯綜する格子状の線（＝鉄格子）の奥に、きっと「幸」へと通じているであろう「黒い扉」が見えるのですが、その扉は固く閉ざされています。ここにはきっと、名倉さんが抱いた恐怖感や絶望感のようなものがこめられているのでしょう（もしこの「扉」が開いていて、その向こう側が真っ黒だったら、こんなに救いのない世界があるのかと鳥肌が立つ思いもします）。

急性期症状にある人は、自分でも説明のできない精神の変調に見舞われ、直面している状況を理解できない（理解する余裕がない）ほど混乱している場合があります。そのようなとき、突然鉄格子のはめられた部屋に入れられて「あなたは安全管理上、保護室に収容する必要のある精神病者です」と宣言されたとしたら、「病気」の「症状」とは

図版6　名倉要造『幸への黒い扉』油彩、162×130.3cm、2001年

また別に、大変な衝撃を受けることは想像に難くありません。

医療の名のもとに患者の安全を守るための保護室は、そこに入れられる立場の人にとっては、「精神病者」としての自己同一性を強制される空間として感じられてしまうことがあります。当人が「自分は保護室に収容されるような精神病者ではない」という自己認識を有していたとしても、それは「病識なし」の一言で、保護室を用意する医療専門家の論理に回収されかねません（治療という名の矯正は、「病者」としての自己認識を強制することと裏表の関係にあり、「健康者」や「健全者」との共生を目指しておこなわれるわけです）。

皮肉にも、「保護すること」が「強制すること」と両義的な関係になってしまうこと。右の名倉さんも、その点について、次のような「解決のつかない問答」をめぐらせています。

> おり、囲い、限られた自由。何を見ても、そこを隔てるように「鉄格子」が遮る。若さも老いも、元気さえも、その「鉄格子」が時を止め、気持ちの動きも無くなり、朝・昼・晩、小さな白い紙に包まれた、薬を飲むことは、障害者だということを常に意識させられる。自己と他者。その境目。しかし、病院という「場」[*4]が思う者を保護しているようにも思う。こんなにも、解決のつかない問答を懸命にする。

冒頭の男性も、保護室という空間のなかで、深刻な自己同一性の危機に直面したのだと思われます。その際、彼は危機に瀕した自分に寄り添うマリアを自ら描きだし、また自ら描きだしたマリアによって保護室の威圧感を中和し、極限的な状況を耐え忍んだのでしょう。自らの表現行為によって自らの危機を乗り越えていくという、究極的な自己表現の一事例だと言えるかもしれません。

安彦講平の試み

冒頭の保護室の模様を撮影し、その様子を今日に残したのは、一九六八年から同病院で〈造形教室〉を営み続けている安彦講平さんです。安彦さんは今日に至るまで、精神科病院を舞台に、四〇年以上にわたって〈造形教室〉を営んできました。同一者が精神科病院内で造形活動を継続した事例としては、おそらく最長期間にわたるものだと思われます。ちなみに、右に紹介した名倉さんも、安彦さんの〈造形教室〉の創設時からのメンバーです。

「医療」という枠組みにとらわれない安彦さんの実践理念は、「法制度によって隅々まで有資格者の配置と保険点数化された医療」に対する「挑戦的」な試みとして評価され、[*5]二〇〇五年にはドキュメンタリー映画化されたこともあり、広く注目を集めています[*6]

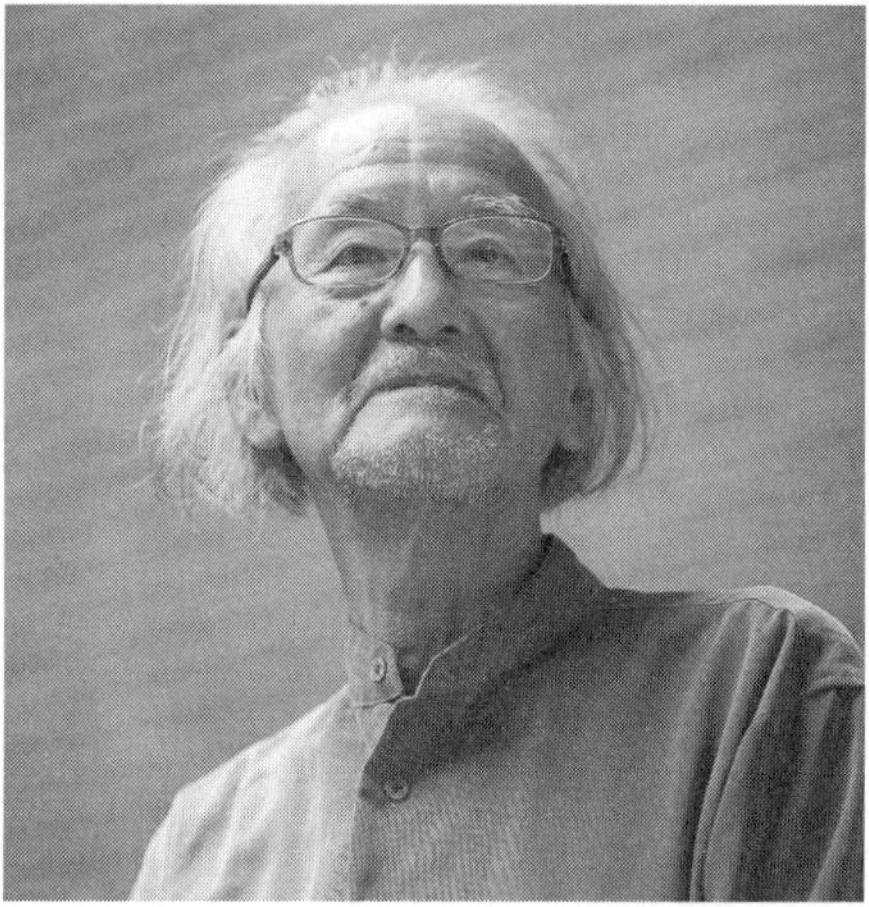

図版７　安彦講平氏近影（撮影：稲垣明）

（この映画『破片のきらめき』については、コラムで別に紹介します）。

では、安彦さんの実践理念とはどのようなものなのでしょうか。

岩手県出身の安彦さんは、盛岡の美術学校に通った後、上京して早稲田大学で美術史を学びました。大学卒業後、一九六八年に看護助手という立場で東京足立病院に就職します。美術が専門だったことから、安彦さんの勤務日は自然と絵を描く雰囲気となり、女子閉鎖病棟の畳の間に小さな卓袱台を据えて、有志たちと粗末な藁半紙に絵を描きはじめました。これが、その後四〇年以上も続くことになる〈造形教室〉のはじまりでした。

最近では、「芸術療法」や「アート

セラピー」という言葉は日常語になった感さえあり、治療やリハビリテーションのプログラムとして採り入れている病院もありますが、当時はそのような言葉を知る人はほとんどいなかったようです。医療者たちも「そもそも精神病患者にまともな絵など描けるのか」「病状を悪化させるだけではないか」「ただのお遊びでしかない」と言い、治療や病棟管理の妨げになることを懸念して、安彦さんの活動に対しては概して冷淡な態度であったといいます。

安彦さんが精神科病院に勤めるようになった一九六〇年代後半から七〇年代というのは、精神科医療における地殻変動の時期でした。威圧的な医療者、監獄のような病室、人道的とは思えない医療行為、生きる希望を失ったような患者たち、そして深刻な患者虐待――精神科病院の闇を描いて、医療界内外に大変な衝撃を与えた大熊一夫の『ルポ・精神病棟』が朝日新聞に連載されたのは一九七〇年のことでした（一九七三年に単行本化）。

それに前後して臨床の現場でも、志ある医療者たちが、従来の管理主義的で患者不在の医療体質を反省し、改革に向けて活発な議論を繰り広げていました。[*7] また患者の側からも、精神科医療が「精神病者」を犯罪への危険因子とみなし、社会防衛的で差別的な発想にもとづいた隔離・拘禁主義にあることを批判し、患者の人権尊重を求める声があがりはじめました。[*8]

精神科病院のなかで自由な自己表現を模索した安彦さんの活動も、このような流れの一つとして歩みはじめました。しかしながら、安易な「自由」はときに隠微な「管理」と表裏の関係になりかねません。安彦さん自身、一九七五年に書かれた論文「共に造る創作活動の場とその過程」のなかで、「言外に、1つの自由を与えたのだから、期待を裏切らないように行動し、それなりの成果を上げてほしいと要請していたのではなかったか」と自問自答しています[*9]。

本当に精神科病院のなかで、自由な自己表現などできるのか。そんなものは欺瞞でしかないのではないか。〈造形教室〉はかつてもいまも、安彦さんの葛藤と試行錯誤を伴う困難な営みの現場です。

その後、安彦さんの〈造形教室〉は、右の東京足立病院をはじめ、一九六九年という極めて早い時期から「二四時間完全開放制」「多次元療法」の治療方針を掲げて注目を集めた「丘の上病院」（東京都八王子市・一九七五〜一九九五年）のほか、「武蔵野中央病院」（東京都小金井市・一九七二〜一九八六年）、「平川病院」（東京都八王子市・一九九五年〜現在）、「かいメンタルクリニック」（沖縄県那覇市・一九九九年）、「袋田病院」（茨城県久慈郡・二〇〇一年〜現在）へと広がっていきました。この安彦さんの特異な試みを、ここでは平川病院の〈造形教室〉を採りあげて紹介したいと思います。

なお、右に紹介した「丘の上病院」は、日本の精神科医療史のなかでも特に注目すべき先進的な試みをした病院でした。安彦さんの活動においても、この病院での経験がとても重要な位置を占めているようですので、コラムの欄で紹介したいと思います。

〈造形教室〉という場

一九九五年に丘の上病院が閉院した後、〈造形教室〉は存続を切望する患者たちの要望もあり、同じ八王子市内にある平川病院を新たな拠点にして活動を再開しました。現在では安彦さんのほかに美術を専門とする専属スタッフもおり、週三回（火・木・金曜日の九〜一七時）開かれています。

参加者たちは、様々な病気の症状、向精神薬の重い副作用、家庭や職場での人間関係のトラブル、深い心の傷など、いくつもの困難を抱えながら〈造形教室〉に通っています。なかには、二〇年以上にわたってここに通い続け、創作活動を人生の支えや拠り所としている人もいれば、入院・通院中の限られた一時期にこの場所を必要とし、その後去っていく人もいます。*10

この〈造形教室〉に足を踏み入れると、とても不思議な感覚に包まれます。一〇〇号のキャンバスを載せたいくつものイーゼル。こぼれた絵具の染みが層となった年季の入ったテーブル。黙々と絵を描く人たちの集中力で張りつめた空気と、何気ない談笑でほぐれた空気が混じり合うこの空間は、一瞬、そこが病院の内部であることを忘れ、まるで美術大学や専門学校の一室にいるのではないかと錯覚してしまうほどです。

このような場所だからと言って、参加者がみな、専門的な美術教育を受けてきた人たちであるかというと、決してそうではありません。むしろ、ここに来てはじめて本格的に絵筆を持ったという人や、そもそも絵など苦手だったという人も少なくありません。

そのため、みなさん〈造形教室〉に通いはじめた当初は、「何を描いたらよいのか」「どう描いたらよいのか」に苦心し、抱えこんだイメージを表現できない技量不足に悩むこともあります。そのような悩みや迷いを抱えながらも、日々キャンバスに向かうことで、それぞれが向き合うべきテーマと出会っていくようです。

「治す」ことが目的ではない

安彦さんが営む〈造形教室〉の特徴をあげるとすれば、次の二点に集約されるように思います。

まず一つは、必ずしも「治療」そのものを目的としていないという点です。その理念は「〝癒し〟としての自己表現」という言葉に表されています。安彦さん自身は、その内実について以下のように述べています。


私たちがめざし、試行してきたものは、いわゆる「教育」や「治療」のための、上から与えられ、外から解釈・評価されるような道具・手段としての描画ではなく、それぞれが自由に描き、身をもった自己表現の体験を通して、自らを癒し、支えていく。そのような「営みの場」である。[*11]

安彦さんは、「治す」と〈癒す〉を明確に区別しています[*12]（「治す」という言葉は一般的なイメージに近いので通常の「　」で表しますが、〈癒す〉という言葉は、世間的な意味とはかなり異なる内容を含んでいますので、この本では〈　〉で強調します）。

「治す」とは、「医療者」対「患者」という関係性の中で、前者から後者へと働きかける医療行為です。当然、行為の主体は医療者であり、患者は一時的に医療に我が身の管理をゆだね、受動的な立場にいることが求められます。そこでは「治療」によって「病気」を除去することが目標とされ、患者が自力で「病気」に対処することは慎むべき事柄とされます。

対して〈癒す〉とは、何らかの受苦・受難の渦に巻きこまれた人が、自らの混沌とした内面と向き合い、自己表現を通じて外部に放出することで、直面している困難を耐え忍び、生きる支えと拠り所を見出していく能動的な営みのことを意味しています。

安彦さんはしばしば、自己表現を深刻な状況を乗りきるための「心の杖」にたとえています。それは受け入れ難い病苦を自分の一部として受け止めながら、継続的に共生していくことを目標とした営みであると言えるでしょう。

〈造形教室〉での活動は、病気を「治す」ことを目的としていないという点で、「アートセラピー」や「芸術療法」といった言葉にはなじまないようです。参加者たちはそれぞれのペースで〈造形教室〉に通い、自分が選んだ題材を、自分が好んだ画材で描いています。そこでの創作活動は、薬やカウンセリングの代替ではなく、生みだされた作品も病状を「解釈」し「分析」するための資料としては扱われません。

参加者たちの〈癒し〉の営みに寄り添い、共にあゆむ場であるという意味で、〈造形教室〉は必ずしも「治す」ことを目的としているわけではないのです。

出来事としての〈癒し〉

このような〈癒し〉をなしうる場の形成こそ、〈造形教室〉の二点目の特徴です。〈癒し〉という営みには、それが生起する場が極めて重要な問題になります。〈造形教室〉は、そこを支えるスタッフ構成も、物理的な設備も、そして醸しだされる雰囲気も、専門的な「医療」からは少し距離をおいた空間です。

安彦さんは外部講師という立場ですが、「精神科医」「臨床心理士」「作業療法士」といった専門的な資格を有しているわけではありません。ご本人は、無資格のまま病院内を歩き回る自身のことを、しばしば「大道芸人」や「まれびと」にたとえています。[*13]

病院とは、そこにおかれた人の自己同一性が激しい葛藤に直面する空間です。そこは医療者と患者という形で極端に二分化された世界であり、治療を受ける者は患者になることが求められます。しかしながら、誰もがすんなりと患者という自己同一性になじめるわけではありません。特に精神科病院のように、いまなお社会的な偏見や差別が拭われずにいる空間においては、患者が経験する葛藤はとても深刻なものになります。

何の葛藤や躊躇もなく「自分は精神病者なのだ」と納得できる人は、現実的にはほとんどいません。「精神病」という診断を得ることで、閉塞的な状況（家庭、学校、職場などでとても深刻な問題に苛まれている状況）からの離脱や避難を図ることはありえますが、だからといって「精神病者」という自己同一性がその人にとってなじみやすいというわけではありません。家族、友人、職場との関係性が損なわれることを怖れ、受診をためらう人も少なくありません。

多くの人は大変な葛藤を抱えつつ、処方薬を抵抗感と共に飲み下したり、通院や入院をはじめとした数々の通過儀礼を経たりして、ときにつらい思いやみじめな経験を沈殿させながら、「精神病者」としての自己同一性を形成して行きます。そして一度形成されてしまった自己同一性は、容易に解除することはできません。

〈造形教室〉は、病院内にあるという点において、「患者」として振る舞うこともできますし、医療者のいない空白地であるという点において、一人の「表現者」として振る舞うこともできます。そこには安彦さんという医療者ではない「先生」がおり、同じ悩みを相談し合える患者仲間は、次の瞬間には描画方法を切磋し合えるライバルにもなります。

つまり、この場は参加する人の振る舞いに応じて、かなり自由に伸縮する自己同一性の緩衝地としての役割を果たしているのです。おそらく、この〈造形教室〉に国家資格化された医療の専門家がいたら、その活動は〈癒し〉ではなく「治療」になってしまうでしょう。個々の医療者の技量や人柄とは関係なく、病院という医療制度の枠内では、資格や立場というものが不可避的に規定し、限定してしまう関係性というものがあります。

そもそも、医療というのは極めて制度的な営みです。特別な訓練を受けた専門家によって、理論的に練りあげられたプログラムによって営まれます。運用の仕方も、法律によって定められていたり、各病院や学会の指針として決められていたりします。患者の生命に直結する医療は、そのように制度化されていなければあまりに危険ですから、医療が制度化されていること自体は必然的なことだと思います。

この制度としての医療に対して、安彦さんが試みているのは、出来事としての〈癒し〉だと言えるかもしれません。〈造形教室〉を動かすのは、特別な訓練を受けた専門家でもなければ、理論的に練りあげられたプログラムでもありません。その時々に集った人たちが、それぞれの個性を持ち寄り、その時々の心の状態によって動かしていきます。それは模倣することも、再現することもできない、一回性の出来事の連続なのです。制度としての医療と、出来事としての〈癒し〉。この両者は、どちらがよいものかどうかなど、比べることはできません。人間の心という複雑で難解なものと向き合っていくためには、どちらも共に備えていることが大切なのだと思います。しかしながら、近年の医療業界がおかれた状況下では、「医療点数」にならない活動や、短期的に「結果」が期待できないような試み、あるいは「成果」を数値によって明示できない営みといったものは、存続自体が難しい状態にあるように思います。

制度が合理化されればされるほど、そこから振り落とされてしまうものも生じていきます。その振り落とされたものをすくいあげる一つの考え方が、出来事としての〈癒し〉なのかもしれません。

「絵」が「人」を描き変えていく

同じ作者による絵でも、その時々によって一つとして同じものが生まれないように、人の心は毎日同じ状態を繰り返すわけではありません。〈造形教室〉も、心地よいさざ波が漂うこともあれば、思わぬ突風や逆風に見舞われることもあり、いわば毎日が予想のつかない航海の連続です。しかしながら、このような予測不可能な場においてこそ、人は本当の意味で他者と出会い、自己の新たな側面に気づいていくのだと思います。そしてその気づきが、参加者たちにとって絵筆を動かすモティベーションとなっていきます。

安彦さんは、先ほど紹介した「共に造る創作活動の場とその過程」という論文で、次のように書いています。この論文は四〇年近く前に書かれたものですが、いま読んでも示唆に富む指摘が多く、私はこの本を書くなかで、幾度となくこの文章に立ち返りました。

絵を描く創作行為そのものは個人の単独な、孤独な営為であるが、しかし自己表現の活動としての描くことの意味は孤立したものでもなく、ただ一方にだけ向って進行していくものではない。作品を生みだす行為は必ず他の人間の目にふれ、注意を喚起したいという願望に根ざし、推し進められていくはずである。類的な存在としての人間が、創作によって自己を表現する活動の意味はそこにみいだされるのではないだろうか。

そしてこの内的な意志や感情を具象化していくための創作行為は、描画材料や共同の文化遺産としての表現形式を媒介として実現される。表現活動は他の人間との交通、連帯を求めて他者への働きかけ、そして表現素材や形式という〝もの〟への働きかけ、この二重の外への働きかけを行為するものである。外界への働きかけによってそれを変化させることは、同時に自分自身の内に潜んでいる個性や能力を対象化し、さらに潜在的なものまでを発見し、掘り起していくという自分自身への働きかけをも意味している。[*14]

この引用部のなかから、特に二つの点に注目したいと思います。

まず、一見孤独な作業だと思われがちな病院内の創作活動であっても、「作品を生みだす行為は必ず他の人間の目にふれ、注意を喚起したいという願望に根ざし、推し進められていく」ということ。そして、創作活動という「外界への働きかけ」が、自己の潜在的な可能性を対象化して掘りおこしていく「自分自身への働きかけ」でもあるということ。

安彦さんの表現を借りれば、生みだされた絵画作品とは、自己の内面を照らす鏡であるようです。ただし、その鏡は個人の感情を反映するだけの単純なものではありません。絵画は気づかずに埋もれていた自らの内面に気づかせてくれ、その発見が絵筆の動力となってキャンバスを駆け回り、再び新たな内面の境地を切り拓いていく――。それは相互作用的な関係であって、たとえて言うなら、幾重にも像を映しだす合わせ鏡のようなものなのでしょう。〈造形教室〉に通っていると、「人が絵を描く」だけでなく、逆に

「絵が人を描き変えていく」ような場面にしばしば遭遇します。この本では、そのように「絵」が「人」に働きかけていく様子を見ていきたいと思っています。

「病気」が絵を描くわけではない

おそらく、この〈造形教室〉については、どんなに紙数を費やしても全体を説明しきれるものではありませんので、とりあえずこのくらいにしておきたいと思います。この場がどのような空間であるかは、二章以下で個々の表現者について紹介しますので、それを読んでいただき、感じ取ってもらう方がよいかと思います。

ここでは個々の表現者について紹介する前に、しばしば耳にする三つの問題について、私なりの考えにもとづいた注釈を加えておきたいと思います。

一つ目は、「「病名（診断名）」と「表現の内容」の間には何らかの因果関係があるのか」という問題です。

大学の授業や講演などで、心の病とアートの話をすると、しばしばこの点について関心を持つ人がいます。確かに研究者のなかには「統合失調症の患者が描いた絵には、このような表現が多い」「うつ病の患者は、ああいった表現を好む傾向にある」という形で、「病気」と「表現の内容」を対照させて考える人もいますが、この本では、基本的にそのような捉え方はしていません。

もしかしたら、「病気」による差のようなものもあるのかもしれませんが、それは私の乏しい経験からでは判断しかねます。また、その乏しい経験から得られた知見を総動員してみても、病気による差よりも、個性による差の方が大きいのではないか、と考えています。

人間は、それぞれ生きてきた環境や境遇に合わせて、みなが異なる個性を形作って生きています。そこでできあがった個性は、とても複雑で豊饒なものとしてあるはずです。私淑する医療者の言葉を借りれば、「だれでも自分について様々に思い悩むように、個々の人間の内面はひとつの「病」や「診断名」で括られるほど簡単でも単純でもない」[*15]ということになるでしょうか。ただ、このような基本的な、でもとても重要な認識は、いかめしい専門用語や医学という権威を前にしたとき、しばしば忘れられてしまいます。

気をつけておきたいのですが、「病名のことなど考えなくてもよい」「そんなものは関係ない」と言っているわけでは決してありません。ある人が何らかの事情によって精神科を受診し、そこである種の「病名」を付与されたということは、その人の人生経験のなかではとても大切な事柄です。したがって、私の考えをまとめると、次のようになるでしょうか。「統合失調症」という病気が絵を描いているわけではなく、結果的に「統合失調症」と診断されるに至った大変な事情を抱えて生きている人間が絵を描いている、という点を重視したい。[*16]

「精神病」の症状はつらく苦しいですから、その苦しみが絵にぶつけられることはあります。しかし、その絵に「精神病の症状だけが描かれている」とは考えにくいです。むしろその絵には、自分を「精神病」という状況に追いこんだ環境に対する複雑な感情や、「精神病者」として扱われることへの心理的葛藤などもこめられていると考える方が自然だと思うのです。

苦しみは簡単には描けない

二つ目は、「精神を病む人は芸術に関する鋭い感性を備えており、自己表現することが得意なのではないか」という問題です。

〈造形教室〉のみなさんは、地域の公共施設で「〝癒し〟としての自己表現展」という絵画展を定期的に開催しています。その会場でも、観覧者から「精神病の人は健常者よりも鋭い芸術的感性を持っているのでしょう」という旨の感想が寄せられることがあります。確かに、展示された作品には心を打つものが多いのですが、精神を病む人は絵筆を持ちさえすれば、すぐさま大作を描けるというのも偏った見方です(アメリカの文芸評論家スーザン・ソンタグにならえば、それは「精神病」にまつわる「隠喩」だと言ってもいいでしょう)。[*17]

現実に即して言えば、たとえば薬の副作用に苦しむ人はインスピレーションや集中力の鈍磨に悩み、描線自体が痛々しいまでにおぼつかない場合もあります。仮に心身のコンディションが整い、それなりに画材を扱う技術に通じていたとしても、自身の病気の苦しみや、抱えている心の傷を表現することは、決して容易なことではありません。

それは文字通り「身を裂く」に似た行為であり、多くの場合、長い沈黙期間や助走期間を経て、仲間に支えられたり反発したり、あきらめたり立ちあがったり、といった紆余曲折を経た後に、ようやく描きだせるものです。

しばしば、「表現は回復への第一歩」とも言われます。言うまでもなく、表現という行為には混沌とした内面を吐きだす浄化作用があるということを指摘した言葉です。ただ、表現という行為そのものが回復へと直結するわけではありません。むしろ、表現衝動を受け止めてくれる周囲の人々との関係性の構築という要素が、結果的に表現者を回復へと導いていくことが多いように思われます。

関連して付け加えておきますと、「精神を病む人は世間的な評価など意に介せず、自分の表現したいことを表現できる感覚を持っているのではないか」というイメージを持っている人もいるようです。しかし、これも実態とは異なるように思います。

「精神病者」とされた人が、「精神病」をめぐる諸々の偏見と無関係に生きることは、基本的には不可能です。このことは、とてもプライベートな空間での表現活動にも強く影響しています。たとえば安彦さんは、先の論文のなかで次のように述べています。

これらの作品は、むろん描いた患者自身の直筆ではあるけれども、作品の結果は単に患者の内界の投影、つまり個人の性格、能力、病態のみに還元し得るものではなく時代や社会が規定し、負わせている〈精神病者〉としての存在のあり様、そして病院で患者として生活することの特殊な状況などの外的な因子が、患者の表現を濃くふちどり色どりを与えているのではないだろうか。[*18]

私が知る範囲でも、「病院に通う自分」（三〇代・男性）が、「女の子の絵なんて描いたら、親とか周りに犯罪をおこすんじゃないかと警戒されるかもしれない」と思い、女性画を描きたいと思いつつも避け続けてきたという例もあります。これまで「精神病者」といわれる人たちのアートには、複雑に矛盾したまなざしが向けられてきたように思います。もしかしたら、私たちはそのようなアートに対して、一方的に「自分が観たいもの」を観ようとしてきたのかもしれません。

たとえば安彦さんは、〈造形教室〉を見学に訪れた人たちから、幾度となく「もう少し明るく優しい絵を描いた方が、病気の方にはよいのでは？」「このような過激な絵を描かせても大丈夫なのですか？」という旨の質問を受けてきたといいます。つまり、

「精神病」の人たちは「脆弱」だったり「過敏」だったりするので、支援する側の人間が気をつけて管理するべきではないか、というのです。

しかしながら、これとは正反対の意見に出会うことも少なくありません。たとえば〈造形教室〉が主催するアート展を手伝っていると、「思っていたより普通の絵もあるんですね」という感想が寄せられることがあります。〈造形教室〉には迫力のある絵が多いのですが、もちろんそればかりではありません。地道にデッサンや写生に励んだ絵もあれば、明るくユーモラスな絵もあります。そういった作品に、「予想」と違う物足りなさのようなものを感じる人も確かにいます。

もしかしたら、私たちは「精神病者」のアートに対して、社会の冗長化した常識を打ち破る程度に斬新なものであることを期待する一方、安全や秩序を乱さない程度に無害であることも求めているのかもしれません。あるいは、普段は理解不能なものとして警戒したり疎外したりしながら、ときおり、目新しく面白いものとして都合よく珍重してきたのだともいえると思います。

心の病いが「治る」とは

三つ目は、「本当に絵を描くだけで病気が治るのか」という問題です。

私は精神科医ではありませんし、そもそも医療者でさえありませんから、医療的な観点からお答えすることはできません。ただ、このような研究にたずさわってきた経験の範囲内で申しあげると、どうやらこの質問には、前編と後編の二部構成の答えを用意した方がよいようです。

前編の答えは、「絵を描くだけでは心の病は治りません」という答えです。一口に「心の病」といっても、様々な症状があり、様々な発症の経緯があり、一概に説明できるものではありません。しかしながら、心を病む人の周囲には、家庭、学校、職場など、生活の根幹にかかわる部分で、とても閉塞的で生き難い人間関係が存在する場合が多いということは、私の乏しい経験からでも事実だと言えそうです。

心の病というものは、その症状自体（気分の落ちこみ、いてもたってもいられないような焦燥感、不安発作、妄想や幻聴など）は個人の身体に現れたものなのですが、実際には、「その人を取り巻く人間関係自体が病んでいる」と表現した方がよい場合がしばしばあります。人間関係自体の「病み」が、たまたま弱い立場におかれた人や、やさしい気づかいをしなければならない役回りを負わされた人の身体を通じて噴出している、とさえ考えたくなることもあります。

この点を踏まえて、前編の答えを正確に表現し直すとすれば、「心の病は、絵を描くだけでは治りませんが、自由に絵を描けるような安心できる環境がなければ治りません」ということになるかと思います。もちろん適切な医療的ケアは不可欠です。

ここで問題にしている「絵を描く」というのは、単に「紙に線を引いて色を塗る」ということではなく、「自分の気持ちをさらけだす」という要素を含んだ行為を前提にしています。ですから、一つの作品が生まれるためには、心の中身を表現しても、否定したり批判したりせずに受け止めてくれる人がいるという安心感が必要です。

そのうえで、創作テーマについて相談したり、画材の使い方を共に考えたり、絵筆を動かしつつ不満や愚痴を聞いてもらったりするような、何気なくも温かな人間関係が重要になります（これらは決して特別なものではなく、いわば「普通」の人間関係ですが、「普通」というものから疎外されている人たちも確かに存在するのです）。結果的にそのような関係性が、病み疲れた心を〈癒し〉ていくのだと思います。

後編の答えは、これはうまく説明しないと大きな誤解を招いてしまうのですが、そもそも「治る」ということを唯一絶対の目標にしなくてもよいのではないか、というものです。

心の病が「治る」という場合、多くの人は、様々な症状が消え去った状態をイメージするのではないでしょうか。しかしながら、いま書いたように、心を病む人の周囲には、非常に生き難い人間関係が存在しています。

仮に、職場での激務や学校での人間関係に疲れ果てた人が、心の病と診断され、入院したり通院したりする必要が生じたとします。その後、薬などの効果によって精神の変調が抑えられ、際立った症状がでなくなったとします。でも当人の周りで、それまで通りの息苦しい環境や人間関係が相変わらず続いている場合、それは「治った」と言いきることができるのでしょうか。「人間関係自体が病んでいる」ような場合、「個人の心の病が治る」というのは、どのような事態を意味しているのか、判断が難しいように思います。

先ほど、安彦さんが「治す」と〈癒す〉を区別すると書きましたが、〈癒す〉という概念が大事なのは、このような事情からなのです。医療や福祉の適切なサポートは必要ですが、それらは万能ではありませんので、心を病む人たちが抱えている問題をすべて解決できるわけではありません。息苦しい状況から脱することができない人がいたとして、その人が気ままに絵を描いたり、親しい友人と話したりといった些細な事柄を通じて一息つきながら、しんどい毎日を生きていく。〈癒し〉とは、きっとそのようなイメージなのだと思います。

付け加えておきますと、何らかの病気や怪我を「治す」という場合、自分のなかに取り去るべき「悪い部分」が存在するということが前提になります。外傷や内科的な疾患の場合は、この「悪い部分」が具体的に明示されますので比較的受け入れやすいかと思うのですが、心の病に関しては少し事情が難しくなります。

心とは、とても曖昧でわかりにくく、具体的に明示できないものである一方、自分という存在の根幹にかかわる重要なものでもあります。したがって、心の病を「治す」という場合、自分という存在の根幹に取り去るべき「悪い部分」があることを認めなければならず、多少なりとも「自己否定」という要素が入ってしまいます。

最近では、心の病も脳の生体反応という側面から解明されつつあります。もし、脳の神経伝達物質の分泌などに何らかの異常があれば、投薬などによってそれを抑えこみ、除去することが必要になります。ですから、心の病に関しても「治す」という観点が不可欠です。

しかしながら、また一方で、右に述べたような人間関係自体の病みや歪みといったものは、外科的な外傷や内科的な疾患と同じ意味で「治す」ことはできません。

たとえば、自分が生まれてから何十年と、家族関係のなかに何らかの歪みや閉塞感を抱えてきたとします。それも「世代間連鎖」のような形で、親の世代から、あるいは親の親の世代から受け継がれてきたものだったとします。その関係性が長い時間をかけて蓄積した結果として、ある人が苦しい状況におかれているのだとしたら、おそらく、そのような境遇や環境自体を「治す」ことはできないと思います。

そのようなときに必要なのが、〈癒す〉という概念なのかもしれません。これは、ある人物が心の病を抱え、つらく苦しい状況にあったとしても、そのような状況のなかを生きていること、生きてきたことを、まずは肯定的に受け止めようという考え方です。

つまり自らを〈癒す〉という営みは、「自己肯定」からはじまるわけです。

現代は「心の病」という言葉がキーワードになっています。このように言うとすぐに「最近の若者は心が弱いから」という反応がありそうですが、そもそも「心の強さ・弱さ」というのは、その人を取り巻く人間関係や社会状況が大きく関係しています。心というのは、誰の心であっても、どんな心であっても、条件さえそろえば確実に壊れます。現代は、別に「壊れやすい脆弱な心の持ち主が増えた」というわけでは必ずしもなく、「人の心を壊すような社会状況や人間関係が増えてきた」と考えた方がよいのかもしれません。蛇足かもしれませんが、付け加えておきます。

以上の点を踏まえたうえで、以下の二～五章で、〈造形教室〉で活動する魅力的な表現者たちに登場してもらうことにしましょう。

註

1　白木康治『歌集「錨」』夜光表現双書2、行人舎、一九八五年、八頁。なお「夜光表現双書」とは、安彦講平さんが仲間たちと共に発行している書籍類のシリーズ名です。販売することを目的とするのではなく、その本を必要とする人に手渡していくことを趣旨とした双書（叢書）です。本文に引用した「鉛筆を〜」という短歌は、安彦さんが本シリーズを創刊するきっかけとなった、非常に思い入れのある一首でもあります。

2　以上の保護室の経緯については、安彦さんによって、次の書籍のなかでも紹介されています。エイブル・アート・ジャパン編『〝癒し〟としての自己表現――精神病院での芸術活動、安彦講平と表現者たちの34年の軌跡』エイブル・アート・ジャパン、二〇〇一年、四五－四九頁。東京足立病院編『東京足立グループ創立50周年記念誌』医療法人財団厚生協会東京足立病院、二〇〇九年、六三－六四頁。

3　前掲『歌集「錨」』一五頁。

4　第一回 心のアート展図録『生命からのこもれ日――無形の営み、有形の結実』社団法人東京精神科病院協会、二〇〇九年、一頁。

5　的場政樹「地域精神科医療とアート――デイケアにおける造形教室」『アートミーツケア』一号、アートミーツケア学会、二〇〇八年、四二頁。

6　高橋愼二監督『破片のきらめき――心の杖として鏡として』心の杖として鏡として製作委員会。この映画は、はじめ六〇分の短編作品『心の杖として鏡として』として制作され「文化庁映画賞（文化記録映画優秀賞）」（二〇〇五年度）を受賞し、その後八〇分版『破片のきらめき』に整えられて「第一四回ヴズール国際アジア映画祭」（フランス・二〇〇八年）でドキュメンタリー部門最優秀作品賞を受賞しました。

7 この議論の様子については、日本臨床心理学会編『心理治療を問う』（現代書館、一九八五年）、および日本社会臨床学会編『「開かれた病」への模索』（影書房、一九九五年）を参照のこと。

8 たとえば、一九七四年五月には「第一回全国精神障害者交流集会」（東京）が開かれ、その場で「全国「精神病」者集団」が結成されるに至りました。この「全国「精神病」者集団」については、山本眞理さんの「ピープルファースト　私たちはまず人間だ――障害者権利条約と日本の実態」（日本社会臨床学会編『精神科医療――治療・生活・社会』現代書館、二〇〇八年、所収）に詳しく紹介されています。また「精神病者」の立場から「精神科医療」を痛烈に批判した書の先駆けとして、吉田おさみさんの『〝狂気〟からの反撃――精神医療解体運動への視点』（新泉社、一九八〇年）があげられます。

9 『日本芸術療法学会誌』六号、日本芸術療法学会、一九七五年、六三－六四頁。

10 この本の趣旨からは離れるのですが、私見では、安彦さんの〈造形教室〉は三つの〈いきつく場〉を目指しているように思われます。一つ目は、家庭・学校・職場という生活の根幹にかかわる場で、苛酷な人間関係を生きなければならない人たちが、一時的に心身の休息を得る場としての〈息つく場〉です。二つ目は、〈造形教室〉での創作活動を生きがいとし、長期的に活動する場としての〈生き付く場〉です。そして三つ目が、功利性・合理性・採算性を重視した社会や、更には医療体制の枠組みから弾きだされてしまった人たちがたどり着く場としての〈行き着く場〉です。

11 安彦講平「癒し・アート・全体性――自らを癒す自己表現のための場を共にして」『社会臨床雑誌』四巻三号、日本社会臨床学会、一九九七年、四〇頁。前掲『〝癒し〟としての自己表現』三四頁。引用は後者より。

12 この「治す」（cure）と〈癒す〉（heal）の相違は多くの論者から繰り返し指摘されていますが、安彦さんは特に立川昭二さんの指摘（『病いと健康のあいだ』新潮社、一九九一年、三九－四三頁）を参照している節がありあます。またこの区別は、ほとんどそのまま医療社会学などで指摘される「疾患（disease）－患者（patient）」と、「病い（illness）－病者（sick person or sufferer）」の関係に対応しています（アーサー・クラインマン『病いの語り――慢性の病いをめぐる臨床人類学』江口重幸・五木田紳・上野豪志訳、誠信書房、一九九六年、原著初版は一九八八年）。つまり「患者」とは生物学的・医学的側面から捉えた「疾患」に対応し、医療者との関係性によって規定される役割であるのに対して、「病者」とは社会的・文化的側面から捉えられた「病い」に対応し、当事者の経験を重視した概念であるわけです。

13 前掲「癒し・アート・全体性」四二頁、および前掲『〝癒し〟としての自己表現』四〇頁。

14 前掲「共に造る創作活動の場とその過程」六一－六二頁。

15 赤松晶子「序章」前掲『「開かれた病」への模索』一一頁。

16 「病名」が当事者の〈生〉とどのようにかかわるのかという点は、とても難しい問題です。たとえば「統合失調症」と診断された人が、この「病名」を無視して生きていくこと（つまり精神科医療を拒絶して生きていくこと）は、現実的には極めて困難です。しかしながら、その当人の〈生〉は「統合失調症」の一言ですべて説明がつくほど簡単ではありません。つまり「精神病者」は、精神科医療を完全に拒否して生きていくことも難しければ、そのなかにどっぷりと浸かってしまっても生きにくい、という状況におかれているわけです。大切なのは、「精神病者」が、精神科医療とどのような距離感やバランス感覚を持って生きていくか、ということだと思います。この点を考えるうえで、たとえば「浦河べてるの家」の「当事者研究」で実践されている「自己病名」といった発想は、とても興味深い方向性を示していると思います。石原孝二さんは、「べてる」の人たちが実践する「自己病名」などの試みについて、「精神医学」という専門知を、ある点で受け入れながらも、それに収まらない個別性を探るという意味で「半精神医学」と評価しています（『当事者研究の研究』医学書院、二〇一三年、三五－三八頁）。

17　スーザン・ソンタグ『〈新版〉隠喩としての病い／エイズとその隠喩』富山太佳夫訳、みすず書房、一九九二年、原書初版は一九七八年。

18　前掲「共に造る創作活動の場とその過程」六一頁。

コラム 「丘の上病院」を語り伝えるために……

「丘の上病院」は、一九六九年、東京都八王子市左入町（現在の町名区分では八王子市暁町三丁目）に建設されました。当時、八王子市は都心のベッドタウンとして開発されはじめたばかりで、同院の周辺にも民家は少なく、北と南はゴルフ練習場、東は「ひよどり配水池」（現在の東京都水道局暁町配水所）に囲まれ、ススキと雑木林が生い茂る静かな高台でした。

同院は開院時の病床数が五五床という小規模な病院でした。当時の精神科病院は通常二〇〇～三〇〇床、大規模病院であれば五〇〇床はありましたので、いかにこぢんまりとした病院であったかがわかります。患者一人ひとりに行き届いた看護をするために、このような少ない病床数からはじまりました。

丘の上病院が開院した一九六〇年代末～七〇年代、日本の精神科医療の現場は大きな転換期を迎えていました。当時の精神科病院といえば、心を病んだ患者たちの「治療」「療養」「静養」のための施設ではなく、むしろ「管理」「隔離」「拘束」のための施設でした。精神科病院は病院設置基準が甘く設定されていたこともあり、一九五〇～六〇年代には、極めてずさんな計画のもと、功利目的で設立・運営された病院が乱立しました。朝日新聞記者・大熊一夫の「ルポ・精神病棟」（『朝日新聞』夕刊・一九七〇年に連載）は、当時の精神科病院の実態を伝える迫真のルポルタージュですが、そこには檻で厳格に閉ざされた病棟、大勢の患者が押しこまれた不衛生な病室、監獄よりも劣悪な「監禁室」(保護室)、横柄で乱暴な医療者、生きる気力をなくした陰鬱な患者たちの姿などが生々しく描きだされています。このような医療に疑問を抱いていた医療者たちが、患者の人権を顧みない治療が続けられてきた医療体質を反省し、改革に向けて取り組みはじめたのです。

初代院長で創設者の延島信也博士は、「自分や家族が入院したくなるような病院」を目指して丘の上病院を開設しました。当時としては極めて珍しい「完全開放制」で、それまでの精神科病院には常識であった塀・檻・鍵もなく、玄関は常に開放され、病室は個室か少人数の部屋が中心でした。

当時の日本は高度経済成長期を迎えていました。国民の生活水準は急上昇し、便利さと豊かさを謳歌していたのですが、その裏側では、経済活動の最前線に立つサラリーマンや、その夫を支える主婦たちのなかに、「ノイローゼ」や「神経症」を患う人々が急増していたのです。丘の上病院の通院者・入院者にはこのような人々が多く、まさしく高度成長の「裏面史」を語るような病院でした。

普通「裏面史」というと、華やかな「表」に比べて、陰鬱で陰惨な事柄が連なるように思われますが、この病院は明るく活気に満ちていたようです。延島院長の提唱する「多次元療法*」では、特に「レクリエーション療法」が重視されていました。患者たちは病院に付設されたバレーコートやテニスコートで汗を流し、近くの河川敷にソフトボールの練習に出向いては、日が暮れるまでボールを追いかけていました。毎年開かれる「丘の上祭」では、趣向をこらした出店や出し物が催され、医師・職員・患者が一体となったダンスパーティなども開かれていました。

患者同士のいさかいもあったようですが、同時に友情や恋が芽生えることも多かったようで、病棟内は夜遅くまで笑い声に溢れていたと言います。患者に渡された「入院のしおり」には「男女交際は自由」とさえ書いてあったという点に、この病院の「開放主義」への矜持《きょうじ》がうかがえます。

病院内の〈造形教室〉では様々な力作が生みだされました。一〇〇号を超える油絵や、玄関ホールに据えられた巨大なタイル壁画、あるいは三〇分を超える長編影絵なども制作されていました。夕食後にはデッサン教室や名画・名曲を鑑賞する芸術サロンなども開かれ、そこには勤務を終えた医師や看護師たちも加わり、医療者と患者との間に立場を超えた密な交流があったようです。この〈造形教室〉の試みは、現在は「医療法人社団光生会・平川病院」（東京都八王子市美山町）に受け継がれ、安彦講平先生のもと盛んに続けられています。

ただし、この「完全開放制」という理想を実現するためには、多くの弊害も生じたようです。心に問題を抱えた患者を「管理」「隔離」するのではなく、「人間」対「人間」として信頼関係を構築するために、医療者たちに強いられた努力は並大抵のものではありませんでした。入院者も比較的軽度の神経症患者が中心となり、重度の患者を受け入れることはできませんでした。また個室と少人数の病室は病院の経営を圧迫し、結果的に差額ベッド代を徴収しなければならず、入院費は他院に比べて高額なものとなりました。他の精神科病院からは「丘の上は高所得の軽症患者しか受け入れない」との批判も寄せられたと言います。しかし実際には、延島院長は常に経営に苦心されていました。

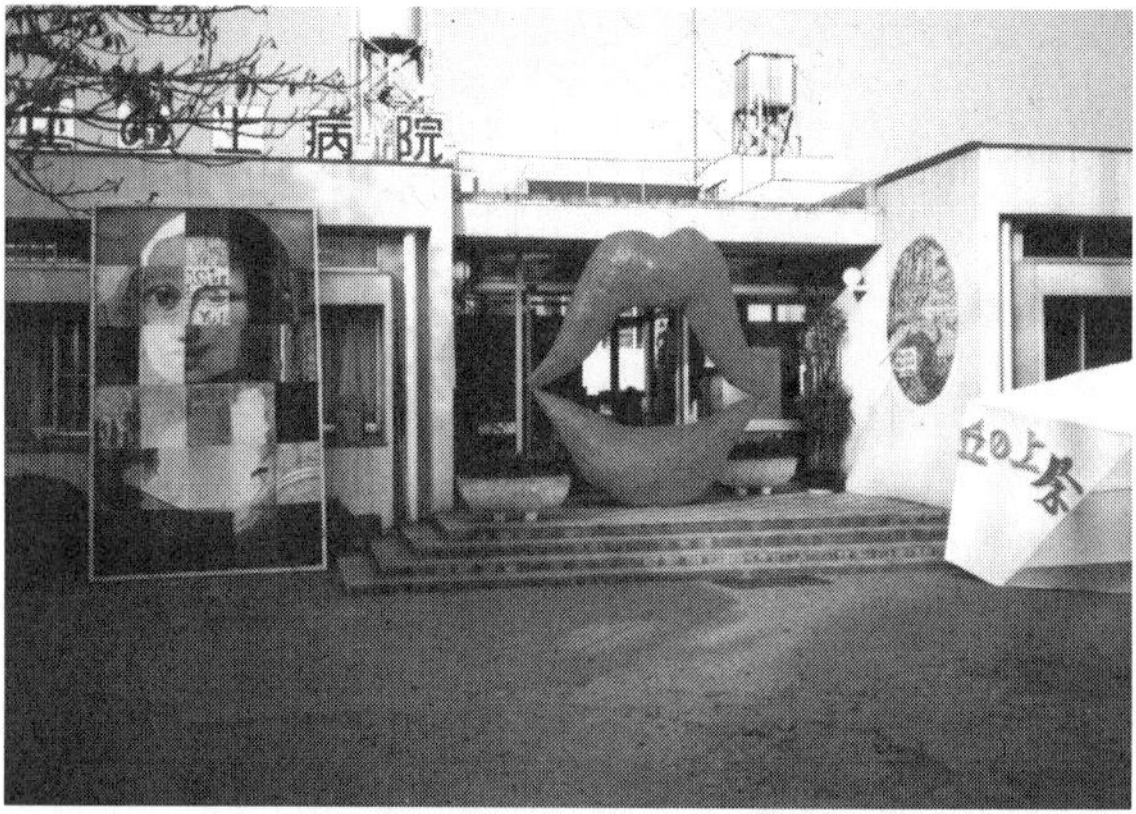

1980年代半ばの「丘の上祭」(安彦講平氏提供)

確かに丘の上病院は多くの問題を抱えてはいましたが、しかしその医療の質は当時の精神科医療のなかでは特筆すべきものがあり、バブル期に至っては入院待ちの患者が関東一円にまで広がり、場合によっては関西方面からも入院の要望が寄せられたと言います。その後、同院は増床に踏みきりますが、バブル崩壊後に急速に経営が悪化し、延島院長が急逝されたこともあって、一九九五年に惜しまれつつ閉院となりました。

丘の上病院の歴史は、自分や家族も入院したいと思えるような完全開放の病院を創るという崇高な理念と、苦しい経営や日々の職務の厳しさといった現実との間で、葛藤し苦闘する歩みであったかもしれません。しかしそこでは、恵まれたスタッフ陣のもと、現在から見ても驚くほど前衛的な試みがなされていたことがわかります。その重要性に鑑みて正確に表現すれば、丘の上病院は「新しいことを試みた病院」なのではなく、むしろ「病院自体が試みだった」とさえ言えるかもしれません。

丘の上病院が前衛的でユニークな病院哲学を貫いた試みの大きさに比べて、同院の知名度は決して高くはありません。社会福祉史や精神科医療史を専門に学ぶ人たちの間にも、残念ながら「丘の上病院」という名前はそれほど知られてはいません。精神科医療のみならず、医療そのもの、福祉そのものの危機が叫ばれるいまだからこそ、かつて理想の医療を求めて苦闘された方々の言葉を聞き、後世に残したいと思うのです。同院が歩んだ道程は決して長くはありませんが、しかし険しく濃密であったことは確かです。だからこそ、そこで葛藤・苦闘しつつあゆまれた方々の言葉から学ぶことは多いはずです。

＊多次元療法　「丘の上病院の治療は、精神療法、薬物療法、物理療法のほか、自然環境や院内の治療的構造を利用した環境療法、スポーツや芸術活動をとおしてのレクリエーション療法、病院に関係するあらゆる人たちとの相互交流を生かした交流・生活療法などを採用して、心と身体と社会性の三次元にわたる同時並行的な治療を行っている。このような治療法を延島先生は「多次元療法　Multi-dimensional Therapy」といっている。」（丘の上病院を紹介した案内文より）

［初出：荒井裕樹編『追憶～丘の上病院～』（丘の上病院の元患者・元職員有志と作成した小文集）二〇一一年五月一〇日。本書収録にあたりタイトルを若干修正し、本文も一部改編した。］

第二章　〈病い〉をさらす

本木健

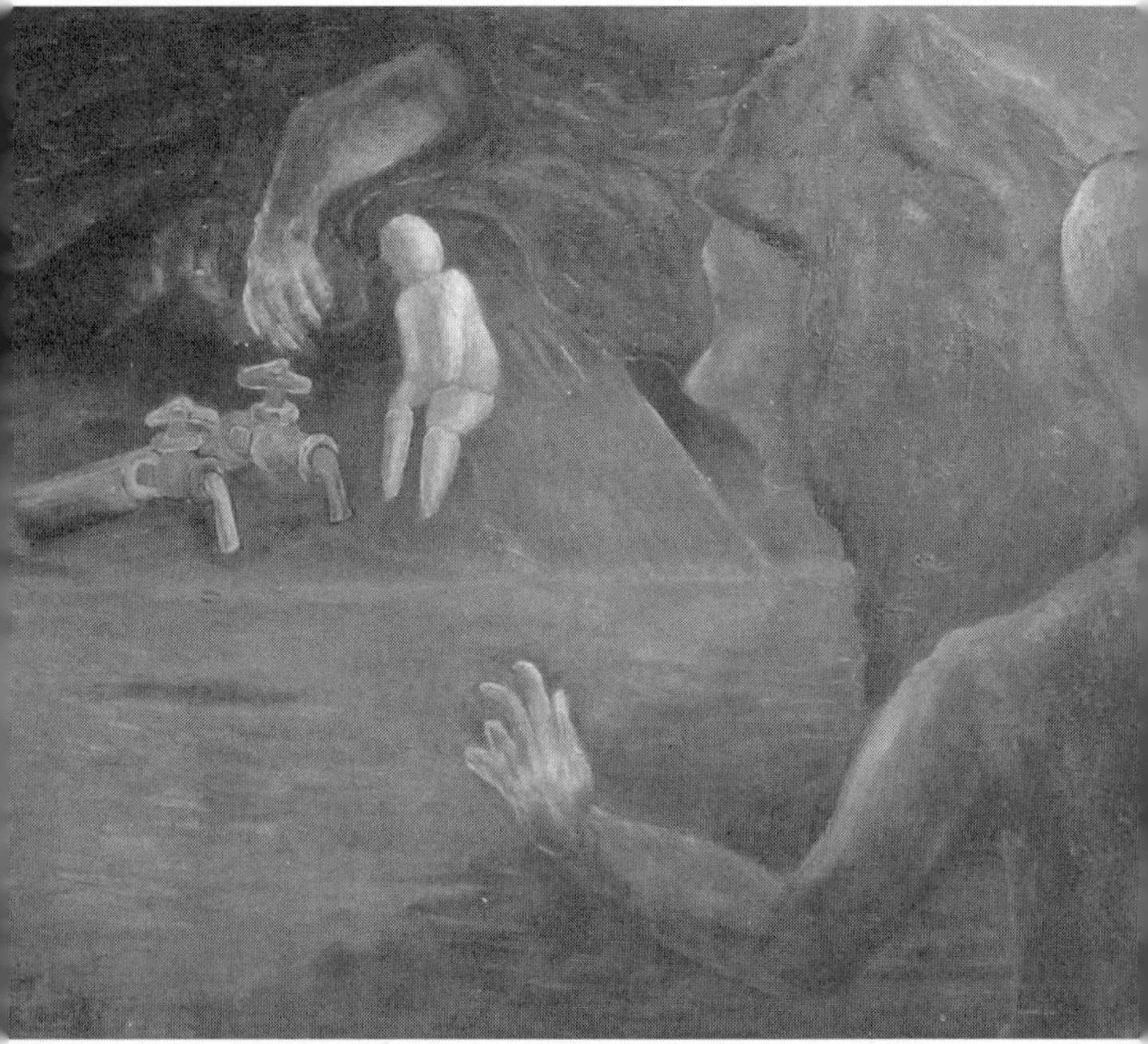

図版８　本木健『韜晦』油彩、130.3×162cm、1999年

宿題

私が〈造形教室〉のことを知ったのは、二〇〇七年一月のことです。

当時、八王子市に住んでいた私は、暇さえあれば市立中央図書館に足を運んでいました。その日も、いつもと変わらない気持ちでふらりと図書館に立ち寄った際、〈造形教室〉が主催する「第一七回〝癒し〟としての自己表現展」の看板を見かけました。どのような展示会なのかもわからず、またさしたる思いもなく、会場に足を踏み入れた私は、そこで忘れられない一枚の絵と出会ったのです。

乱雑にものが積み重ねられた部屋のなかで、一人の男がドアを開け、やや奇妙なかたちに首を伸ばして向こう側をのぞいています。ドアの隙間から漏れる光に照らされた身体は弱々しく丸まり、白みがかった不気味な光を帯びているようです。壁におかれた左手は、体重の一部を支えているのでしょうか、よく見ると壁にめりこんでいるようにも見えます。もしかしたら、この壁にめりこむ左手は、この男性の「心の重さ」のようなものを象徴しているのかもしれません。

この絵のタイトルは『風呂場を確認する男』（口絵1ページ）。作者は本木健さんです。この絵を前にしたとき、私は十数秒間、全身の筋肉が固まって身動きが取れませんでした。この絵にこめられた作者の思いが、私にもわかるような気がしたからです。いいえ、

「わかる」というのは正確ではないかもしれません。より慎重を期した言い方をすれば、「思い当たる節がある」という気がしたのです。

後に詳しく紹介しますが、本木さんは「強迫性障害」という障害をもっています。この絵は、入浴後に浴槽のガス栓がきちんと閉まっているかどうかが不安になり、どうしても頭から離れず、閉めたはずのガス栓を確認し続けたまま動けなくなってしまうという自らの「症状」を描いた作品です。無駄なことだとわかっていても、言いようのない恐怖感にかられ、その行為をやめられないという苦しさ。そのことに、私は少しばかり思い当たる節があったのです。

私は幼い頃、ひどいチックに悩まされました（といっても、専門医の診断を受けたわけではなく、いまからふり返ればそうだったのだろう、ということなのですが）。私は、なぜほかの人たちが「ふつう」に生きていられるのかが不思議でした。「ふつう」に呼吸し、「ふつう」に歩き、「ふつう」にまばたきし、「ふつう」に声を発し、あらゆる動作を「ふつう」にこなすことができるのかが不思議でならず、それらの動作にぎこちない癖のようなものがいくつも貼りつき、意味もなく同じことを繰り返し、同じ言葉をつぶやき続けてしまう自分の身体が嫌でたまりませんでした。

街ゆく人が自分に冷たい視線を向けている。部屋に一人でいるときも、無駄な動作をやめることができない。頭ではわかっていても、それをやめられない自分が恥ずかしくて、耐えがたいほど苦しい。私の少年時代の思い出には、いたるところにその苦しさが貼りついていたように思います。

成長に伴ってチックはおさまり、幼少期の嫌な記憶も忙しい日々に埋没し、意識の奥底へと押しこめられていったようです。あるいは無意識のうちに、そんな記憶など忘れてしまおうと努めていたのかもしれません。人生を無難に過ごしていくためには、そのような苦しみなど忘れてしまうに越したことはないと思っていたのだと思います。

しかしながら、本木さんの絵は、苦しい状況を生きていくために、むしろ苦しみを凝視し、さらけだすことを宣言しているようでした。そのことに、私は言葉にならない衝撃を受けたのです。

『風呂場を確認する男』のまえで固まっていた私に、作者の本木さんは気さくに声をかけてくれました。頭の混乱していた私は、その場であれこれとまとまらない質問を立て続けに投げかけたように思います。その質問に、本木さんは懇切丁寧に答えてくれて、もしも興味があれば〈造形教室〉に訪ねてきたらよいと誘ってくれました。そこから私の〈造形教室〉通いがはじまったのです。

言ってみれば、私は本木さんという水先案内人に導かれて、〈造形教室〉という不思議な空間に入りこみました。また同時に、本木さんから大きな宿題をもらったように思っています。〈造形教室〉という場で絵を描くのが本木さんの自己表現であるのならば、

〈造形教室〉という不思議な場を取材し、その意味を言葉にして発信し、必要とする人に届けるのが研究者である私の自己表現なのではないか。

なぜ、生きていくためにアートを通じた自己表現を必要とする人がいるのか――。

どうして、そのような自己表現によって人は生きていくことができるのか――。

どう考えても、私の身の丈に合わない課題ですが、慄きつつ、立ちすくみながら、ぎこちない言葉を一つひとつ積み重ねていこうと思います。

「病気」への気づき

先ほど紹介した通り、本木さんは「強迫性障害」という障害に苦しんでいます。具体的に言うと、ありとあらゆる行為に不安がつきまとい、頭では無駄なことだとわかっていても、点検・確認を繰り返さずにはいられないという「確認強迫」の症状があります。特に水道やガスの栓、ドアの開閉などに不安が顕著に現れるようで、以前は何気なくおかれたものから眼が離せなくなり、ときには一時間以上も動けなくなることがあったといいます。

本木さんは、一つひとつの動作を納得するまで続けてしまうため、外出にはとても時間とエネルギーを必要とします。たとえば買物一つをとってみても、品物の袋詰めにさえ強い緊張と確認行為が伴うため、スーパーマーケットではなく、店員が袋詰めをしてくれるコンビニエンスストアで三〜四日分の食料品をまとめ買いする場合が多いそうです。

ガス栓（なかでも「ひねり式」のもの）などには特に強く恐怖感や不安感がつきまとうので、自炊は主に缶詰や出来合いの総菜を電子レンジで温めるという形になるようです（その電子レンジさえ使えなかった時期もあったようです）。また、このような強迫症状とは別に、中高生の頃から突然説明しようのない抑うつ的な状態におちいることがしばしばあるようです。

本木さんは、小学校三年生の頃から深刻ないじめを受けてきました。そのことで気持ちが不安定になり、小学校五年生の頃から自覚できる形で症状がではじめたようです。最初の症状は、机やカバンの中身を確認するというものだったといいます。クラスメイトから物を取られたり隠されたりといったいじめを受けてきたので、それらを確認しているうちにやめられなくなったのです。休み時間になると、いじめを避けるため屋上に逃げていたようですが、そうすると机やカバンから物を取られるので、どこにも居場所がなく、本当につらい時間を過ごしていたようです。

本木さんが自分の「病気」をはっきりと認識したのは、中学二年生のときでした。保健体育の授業中、担当の教諭がある箇所を示して、本木さんに音読を指示したそうです。そこには「神経症の強迫症状」の解説が記してあり、読んでみると「まさしく自分のことだ」と思ったといいます。

本木さんが教科書を読み終わり、顔をあげると、クラス中が静まりかえっていました。そのとき、「クラスメイトたちが「本木はおかしい行為をする」と薄々感じていたらしい」ことを知ったようです。おそらく、その教師は何気ないふりを装って「病気」のことを気づかせたかったのだろうと、本木さんは当時のことを振り返っています。

その後、図書館などに通って「病気」のことを詳しく調べたようですが、当時はまだ深刻になることはなかったそうです。ただ、もしかしたら心のどこかで「自分が精神病者であることを怖れていたのかも知れない」と、「精神病」に対する複雑な気持ちもあったようです。

薄々と「自分は病気だ」と自覚しても、当時の本木さんはまだ一四歳で、どうしていいかわからず、親にも相談できずにいました。いじめの相談をできないのと同じような気持ちで、この後も両親には一〇年間も打ち明けられずに過ごすことになります。

そこには父親の存在も大きくかかわっていたようです。本木さんは父親について、とても複雑な葛藤を抱えてきました。本木さんは「父は気が短くて、何かを「話しきる」ことも一遍もなく、会話が成立しなくて、いつもビクビクしていた」と言っています。

父親と話すと、本木さんは焦って口ごもってしまい、すぐに怒るので言いたいことも言えず、そのことで「内に積もりに積もったことも発症にかかわっているかな、とも思う」といいます。おそらく、そこには「長男」という社会的・家庭内的な重みも加わったことでしょう。

中学生時代の本木さんは、授業にも身が入らず、ぼんやりと窓の外を眺めてばかりいたようです。小学校時代にいじめを受けたこともあり、自分は「ダメ人間」なのだという強い自己否定感に苛まれ、学校にも家にも居場所がないと感じていました。

高校受験まで一年を切った頃、本木さんは言いようのない「うつ状態」におちいる一方で、大変な焦燥感にも駆られ、仕方なしに受験勉強をはじめることになります。当時の本木さんは夜に親が寝たのを見計らい、近所の自販機でお酒を買ってきては飲みながら勉強をしたようです。「飲まないと動悸が止らず、耐えられなかった」からだそうです。勉強できる気持ちの余裕などなかったのですが、しなければ人生がダメになると思い、机に向かい続けました。家のなかではお酒のゴミを容易に捨てられず、机の引き出しが空カップだらけになったそうです。

本木さんは某私立大学の附属高校に入学し、そのまま大学へと進学します。高校時代も大学時代も、自分が抱える「病気」のことは、友人に打ち明けることも、相談することもできなかったようです。相変わらず症状は続いていたようですが、それでも学生時代はなんとかやり過ごせたといいます。

絵との出会い

大学卒業後、本木さんは実家が経営する電気系機器メーカーに勤めました。そこでも「確認強迫」がでて、ネジ山がつぶれるほどドライバーを締めていたことがたびたびあったようです。

仕事中、父親には何度となく「なぜそんなこともできないんだ」と怒られましたが、「できない理由」を説明することはできませんでした。そもそも言葉にするのも難しかったし、たとえできたとしても、わかってもらえないことは明らかだったからです。社会人になると、症状を隠し、取り繕いながら生活することに限界を感じ、どうしようもなくなり、二四歳のある日、本木さんは両親に向かって「病院に行く」と宣言しました。はじめて行った病院は、実家からほど近いT大学附属病院でした。本木さんのなかにも「精神病院」や「精神病」に対する差別的なイメージがあり、「精神病院へ行く自分」を認めたくなく、「病院に入ったら人生は終わりだ」と思っていて、かなりの抵抗感があったようです。

病院で本木さんを担当したのは若い新人の医者で、本木さんは自分から、ずっと胸に抱えてきた「病名」を申告しました。通院の後、ナイトホスピタルに入院し、昼間は働きにでて、夜に病院に戻る生活を送ったようです。ただ、その病院は医療者たちによる「患者管理」が厳しかったようです。本木さんは、昼は実家の工場で働いて、夜は病院で医療者から管理され、「休んだ気がしなかった」と当時を振り返っています。日曜も狭い病棟で過ごさなければならないような、つらい日々だったようです。

その後、本木さんは二七歳のときに、当時「二四時間完全開放制」の治療方針で知られた「丘の上病院」に入院しました。そこで三一歳までの三年四カ月を過ごすことになります。丘の上病院は患者たちのレクリエーション活動が盛んで、毎日のように日が暮れるまでソフトボールやテニスやバレーボールをして過ごしたそうです。この病院に入院中、安彦さんの〈造形教室〉の存在を知り、絵と出会い、いまに至るまでの長い道のりがはじまったわけです。

丘の上病院に入院中は、頻繁に「確認強迫」の症状がでたようです。病院内には決まって症状のでるポイントがいくつもあり、本木さんはこの病院を「症状の巣」にたとえています。症状がでることは確かにつらかったようですが、その一方で、詩や絵のイメージも豊富に湧いてきて、詩の専門誌に毎月投稿していたそうです。本木さんの人生のなかでも、とてもアクティブだったのが、この「丘の上時代」だったようです。

本木さんは、〈造形教室〉でパステルという画材をはじめて手にしました。試しに画用紙にこすりつけてみると、そのやわらかな手触りや、鮮やかな色彩に強く心を揺さぶられたといいます。そのときの感動を振り返り、本木さんは「働いていたときの自分の心が、いかに重苦しい灰色の世界に塗りこめられていたのかに気づかされた」と言っています。それ以降、昔から好きだった詩や文章も再開し、「自分にも、こんなに喜怒哀楽の感情のバリエーションがあったのか」とよみがえったような気持ちを覚えたそうです。

本木さんは絵画という表現に出会ったことを「第二の発語体験」といっても過言ではないくらい、重要な出来事だったと振り返っています。たしかに、症状はつらかったようですが、その一方で活動する意欲も湧き、「おそらく、そのどちらも自分なのだろう」と考えるようになったといいます。

本木さんが三年四カ月の入院生活を過ごし、退院後も〈造形教室〉に通い続けた丘の上病院は、経営の問題から、一九九五年に閉院してしまいます。本木さんはこの病院のことを、「やっと青春らしい時期」を過ごした「青春病院」とたとえています。閉院が決まったときは、確かにとてもショックだったようですが、その一方で「症状の巣がなくなって、正直、どこか救われたような気がした」ことも事実だったようです。

〈造形教室〉の行き場がなくなることは心配でしたが、仲間数人と安彦さんに頼みこみ、「安彦先生ならどこかで続けてくれると信じていた」といいます。

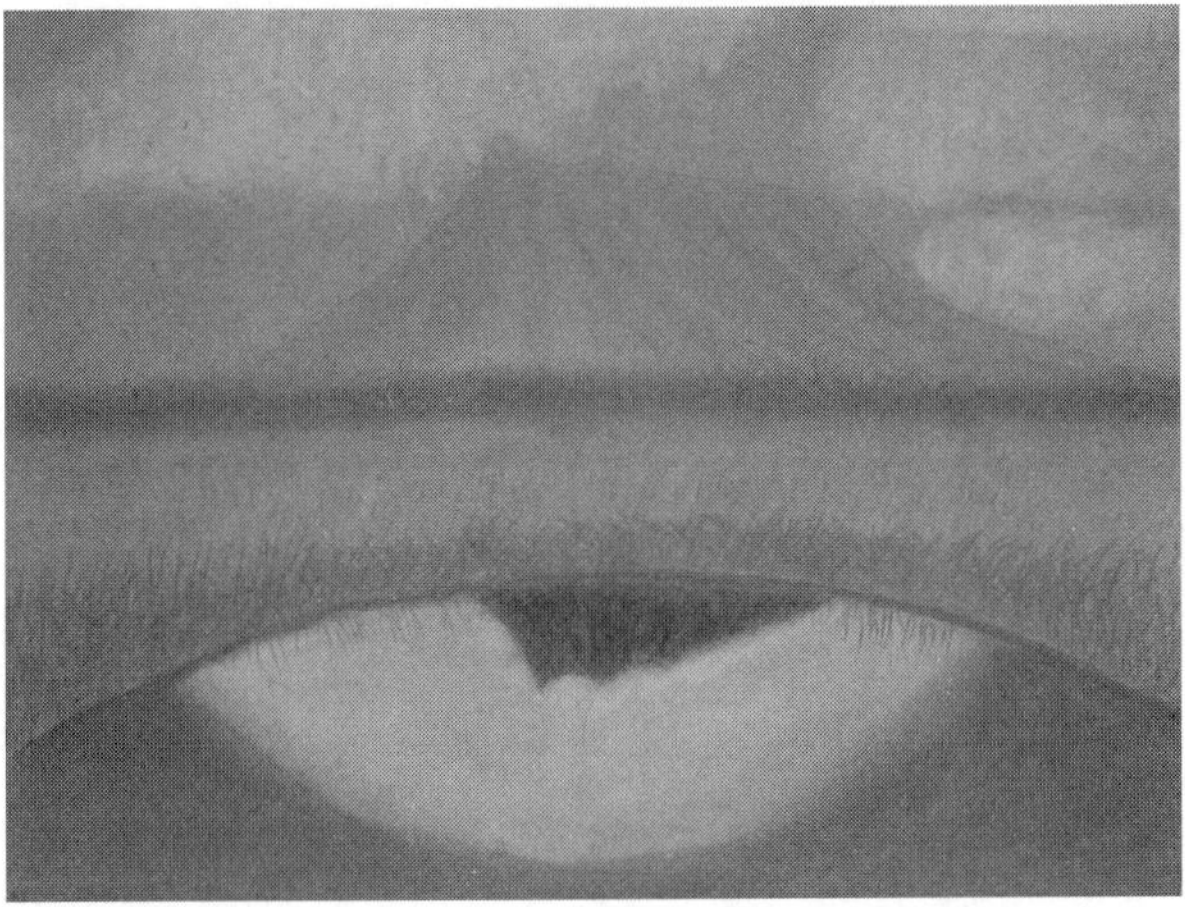

図版9　本木さんがパステル画を描いていた頃の作品

「傷」のある自分

本木さんは〈造形教室〉に出会うまで、本格的に絵など描いたことはありませんでした。〈造形教室〉に通いはじめた当初は、パステルを使って、かつて旅先で見た海辺の光景や貝殻をモチーフに、色彩豊かな風景画を描いていました（図版9）。

丘の上病院を退院した翌週からは、安彦さんに勧められて油彩にも取り組みはじめました。本木さんは当時のことを振り返って、「（安彦さんから油彩を）勧められたこと自体大きな喜びだった。描くに足るものが自分にあると認めてもらえたような思いがした」と言っています。

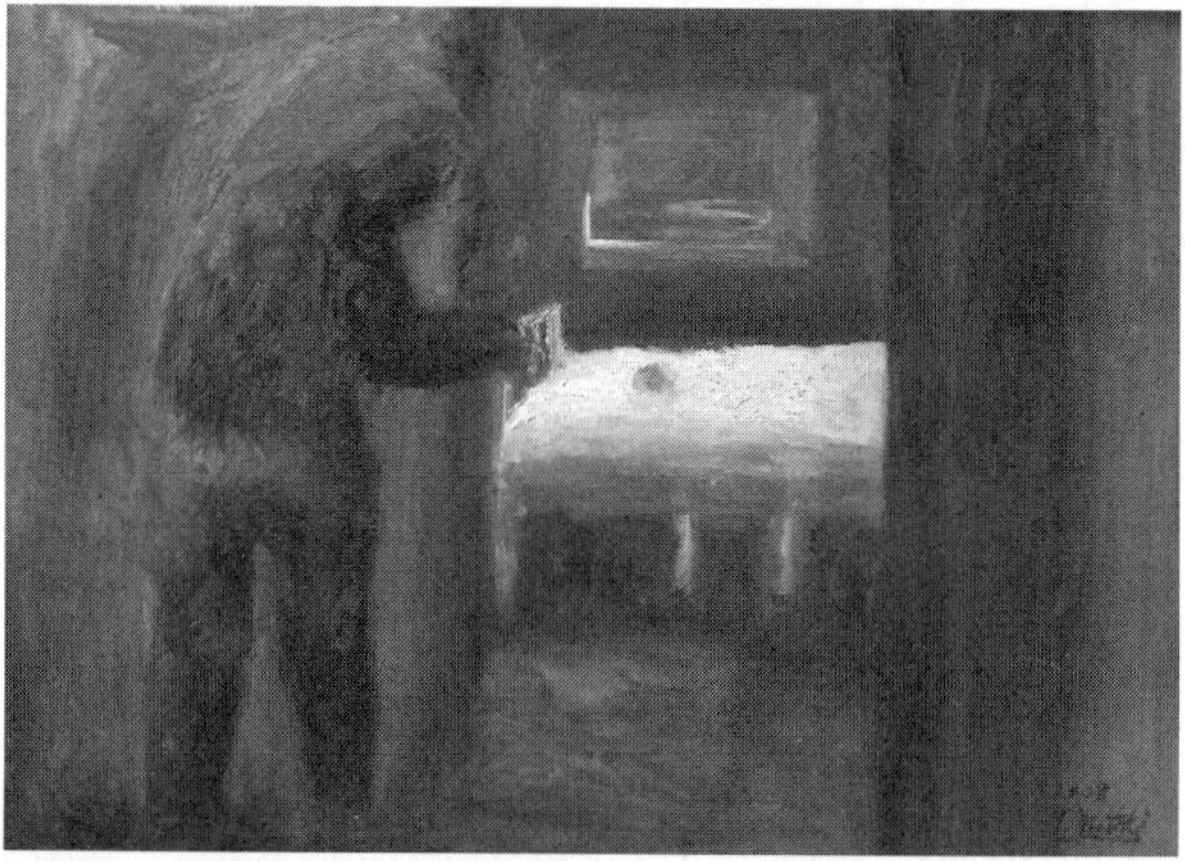

図版10　本木健『凝視（執着）』油彩、112.1×162㎝、2009年。病室のベッドにおかれたものが気になって「凝視」し続けたまま、１時間以上も動けなくなる症状に苦しんだことがテーマになっています。

　本木さんが描く色彩豊かな風景画は、観る人たちから口々に「キレイだ」とほめられ、とても好評だったようです。そのことも励みになり、本木さんは、以後七年間ほど風景画を描き続けることになります。ただ、次第に何を描いてよいのかわからなくなってしまい、四年ほど苦しんだ時期もあったようです。

　そんな悩みを抱えながらキャンバスに向かっていたある日、本木さんは自分の絵に突然「違和感」を覚えたといいます。「自分はこれだけじゃない」と思い、制作中の貝殻の絵に衝動的に斜めに傷を入れました（口絵２ページ『純粋な傷』）。その瞬間、本木さんは「なぜかほっとした」といいます。

その後、本木さんの作風は激変します。「宿痾《しゆくあ》シリーズ」と題して、自分の症状とその周辺を描きはじめたのです。本木さんは、自分の苦しみをごまかすのではなく、むしろキャンバスのうえにさらけだすようになりました（図版10）。

それまで本木さんにとって、自分の「確認強迫」という症状は、他人に見られることも、自分で振り返ることも、つらく苦しいことだったようです。それは今でも変わらないようで、自分の症状を描くことは決して容易ではないといいます。本木さんは、「本当にこれを描いて大丈夫か？」と自問し、「大丈夫だ」と自答したらキャンバスに向かうことができるそうです（ただし、絵を描くときは、かつてのつらい記憶などは一段乗り越えた位置にいるので、「創作に集中してしまえば、表現をよくすることに夢中になるので病気のことは考えない」そうです）。このように、自分の「心の闇」を描きはじめてから、本木さんの症状は薄紙をはぐように「軽減」しているといいます。

本木さんは、自分自身でさえ見たくなかった症状を描けるようになった理由について、「長い長い時間をかけて、自分で自分のことを少しずつ許せるようになった」ことが大きいと言っています。それまで自分の症状を隠し通し、疲れ果てた後に、「もう何も隠さなくていいのではないか」と思いはじめたのです。このように思えるようになったのは、やはり〈造形教室〉の独特な雰囲気、つまり「干渉せず、ひたすら気づきを待っていてくれる空気」が大きく影響したようです。

しかしながら、本木さんは、自分の症状が「治った」「快癒した」というには、かなりの違和感があるようです。本木さんは、現在も様々な事情により悩まされることが多く、ときには抗うつ剤の量を増し、頓服で耐え忍びながら〈造形教室〉に通い続けています。薬によって症状を抑えてしまえば確かに楽にはなるようですが、そのかわり感情のバリエーションが乏しくなり、表現への衝動やインスピレーションは薄れてしまうといいます。

「芸術とは、治ってはいけない病気なのだ」

私が注目したいのは、「絵がキレイだ」という他者からの承認が、必ずしも本木さん本人にとって「自己承認」（＝「自分で自分のことを許せる」こと）にはつながらなかったという点です。

アート活動、それも精神科病院という一般の社会とは異質な空間でのアートというと、何だか孤独で孤高な営みのようにも思われますが、実際にはそうではありません。むしろアートというのは、ほかの人たちのまなざしを極度に意識したり、させられたりする営みです。

本木さんの場合、誰の目にも「キレイ」に映る風景画を描き続けるうちに、他者からのまなざしを意識させられるという経験が積み重なっていったのかもしれません。「キレイだ」とほめられ続けることで、逆に、自分の心は本当に「キレイ」なのか、症状を抱える自分から目を逸らしているだけなのではないか、という疑念が生じてきたのだと思われます。症状を隠すという行為の連続が、返す刀で、症状と共にある自分こそ「本当の自分」であるはずだという自己同一性をふくらませていったのだと換言してもよいかもしれません。

自分という存在を、他者のまなざしに合わせて体裁よく取り繕ろうことの疲労感が限界に達したとき、本木さんは「宿痾シリーズ」を描きはじめました。そのときの心境を、後に本木さんは「或る決意　重大な」と題した詩に託しています。その一部を引用しましょう。

或る日　心を病んでいるといわれる僕は
本当の自分に向き合っているか疑った
僕は何者なんだ？　キャンバスに傷を描け！
そういう自分が頭をもたげた

海の上に浮ぶ貝殻に　斜めに傷を入れた
何故か　ほっとした[*1]

それまでの本木さんにとって、自分が悩まされてきた「強迫性障害」の症状とは、もしかしたら隠すべき恥部だったのかもしれません。しかし、この「或る決意」を胸に宿した瞬間から、症状は他者へと訴えかける切実な苦悩へと変化したのです。

アートや芸術という言葉には、それぞれの社会のなかで醸成されてきた文化的かつ伝統的な重みのようなものがまとわりついています。簡単に言うと、多くの人は、これらの言葉に「敬意」に近い感覚をもっているのではないでしょうか。その感覚は、ある種の可能性を秘めているかもしれません。つまり、それを梃子にして、それまで固定されていた「観る－観られる」という関係性を逆転できるかもしれないのです。「強迫性障害」を抱えた本木健という人間は、それまでは人々から「観られる客体」でした。しかし「宿痾シリーズ」という一連の作品を通じて、本木さんは、自分が心を病んだ「精神病者」であることを主体的に宣言し、自身の切実な苦悩を人々に「観せつける主体」へと転生したのです。

本木さんが「宿痾シリーズ」へとたどり着いた道のりは、しばしば社会学のなかで使用される用語を借りれば、次のように整理できると思います。すなわち、「精神病者」

という「烙印《スティグマ》」を付されたカテゴリーに属することを隠蔽しようとする「印象操作」から、その「烙印」を主体的に引き受け、「精神病者」というカテゴリーの内部から揺さぶりをかける「価値の取り戻し」へと転生したのではないか。*2

しかし、このような指摘は本木さんの創作活動が持つ意味について、どんなに多く見積もっても半分くらいしか指摘していません。もう半分の大切な問題は、次のような点でしょう。つまり、本木さんにとって、自分は「精神病者」であると割りきること（＝「精神病者」というカテゴリーを引き受けること）が、自己同一性の安定へとつながるのではなく、むしろ更なる自己の模索へとつながる道を切り拓いたという点です。

先に紹介した「或る決意　重大な」という詩は、次のように続いていきます。

僕は思う　病んでいるといわれているうちに
描くのは
実は　千載一遇のチャンスなのだ
芸術とは、治ってはいけない病気なのだ
そう…自分で自分を解放してやるのだ
何処までも、際限なく…何処までも…これからも…開拓していくのだ何故僕は生まれてきた？　何故僕は生きる？
僕は何者？　僕は何処へいく？・・・さあ？・・・*3

「芸術とは、治ってはいけない病気なのだ」という表現が秀逸です。精神を病むことが表現への衝動を喚起し、終わりのない自己の「解放」と「開拓」へとつながっていく様子が、力強く宣言されています。

しかし、その「解放」と「開拓」を宣言する力強い語気は、「・・・」にはさまれた迷いや逡巡と混ざりあって、この詩は全体としては複雑な文体となっています。本木さんが見せる、この迷いや逡巡を考えるには、症状が有する痛みという点に眼を向けることが重要かもしれません。

「生きる」ことと「在る」こと

このことを説明するには、少しだけ回り道が必要です。

この社会に存在する「烙印」のなかには、「烙印」に向けられた差別や迫害、またそれらに起因する羞恥や苦悩を差し引いて、その「烙印」の指標とされる身体的差異自体に痛みを伴うもの（病気や障害の一部など）が存在します。

たとえば、社会のなかにはまったく根拠もなく差別される身体的特徴（「肌の色」や

「顔つき」など）があります。そのような特徴を備えた人は、差別され、いじめられることで大変な痛みを経験します。ただし、その痛みは差別やいじめに起因するのであって、身体的な特徴そのものが必ずしも痛いというわけではありません。

この場合は、社会のなかの差別的な価値観や考え方といったものがなくなれば、そのような人たちが経験している痛みも、きっとなくなるはずです（そんなに単純ではないのかもしれませんが、一応、理屈のうえではそうなります）。そのため、現状では差別されている身体的特徴に対し、積極的に「本当の自分」を見出して、社会の誤った価値観を打ち壊すために闘う人たちの貴重な実践が存在します（有名な例で言えば、"black is beautiful!" と叫んだ黒人解放運動などがあげられます）。

これに対して、病気や障害のなかには、少し事情が異なるものがあります。たとえば、私も関心のある「ハンセン病」という病気がありますが、この病気を患った人たちはとても否定的な「烙印」を押されてきました。[*4] かつて、この病気の有効な治療法が確立していなかった頃には、末端神経に麻痺や神経痛がでたり、皮膚表面に潰瘍ができたりすることがありました。その外見が差別のターゲットにされてきた側面もあるのですが、この場合は、それらの症状自体が人によって程度の差こそあれ痛いわけです。同じような事情を抱えた病気や障害は、きっとほかにもあることでしょう。

このような場合、社会のなかの差別的な価値観や常識がなくなったとしても、自分の身体自体の痛みがなくなるわけではありません（だからといって、こちらの方が前者の例よりも問題が重大で、解決への優先順位が高いのだ、というつもりはありません）。

そうすると、果たして人は痛みを伴う自分の身体的特徴を、積極的かつ肯定的に自己同一性の拠り所にすることができるのでしょうか。また、できるのだとすれば、それはいかなる道筋をたどるのでしょうか。そんな疑問が湧いてきます。

話を本木さんに戻しましょう。

本木さんが直面しているのは「精神病者」という「烙印」だけではなく、もはや身体の一部とさえなった症状に伴う痛み（＝「宿痾」）でもあります。社会的・文化的に形成された「烙印」を引き受け、それを内側から破っていくことは貴重な実践です（そのためにも本木さんは実名でドキュメンタリー映画にでたり、この本の取材に協力してくれたりしています）。しかし、そのことによって症状に伴う痛み自体から解放されるわけではありません。

しかもその痛みは、本木さんにとって、二つの相反する側面を持っています。一つは、悲惨ないじめ体験や家族との深刻な葛藤を生きてきた苦しみの身体表現であり、暗く陰鬱な自分史をかたどる否定的な側面です。そしてもう一つは、自由な気風の丘の上病院で気づいたように、「感情のバリエーション」を喚起し、行動意欲や表現衝動と一対になった肯定的な側面です。

苦しくて、つらくて、みじめで、誰からも見られたくない症状。しかし、それがあるからこそ、意欲的で創造的でいられる自分もあるという症状。この矛盾と葛藤をいかに引き受けていくのかという点にこそ、本木さんにとっての創作活動の根幹があるように思われてなりません。

再三引用した本木さんの詩「或る決意　重大な」は、次のように結ばれます。

命の契り　証として　作品と共に在る
かけがえのないもの
これからも欠かしてはいけないもの　僕と共にここに存在してくれるか?

病んでいるといわれるうちに
命の楔　命の礎として・・作品は共に在る
かけがえのないもの　これからも欠かしてはいけないもの
僕と共にここに存在していてくれるか?[*5]

ここで本木さんが、たとえば作品と共に「生きる」ではなく、かなり意識的に「在る」「存在」するという言葉を選択している点に注目したいと思います。「生きる」とは、言外に、肯定的で上昇的な意味合いを含んだ言葉ではないでしょうか。たとえその上昇角度が零度に近くとも、少なくとも上昇を希求した言葉であるように思います。対して、ここで本木さんが使う「在る」「存在」するという言葉は、正にも負にも揺れ動く「症状」に葛藤し、その痛みを耐え忍びながら生存し続けていくといった意味でしょう（この点について本木さんに確認したところ、やはり「生きる」という言葉には違和感があり、この詩のなかでは使い難かったそうです）。描くことによって「症状」の痛みを耐え忍び、自分の「命」を「存在」させ続けていくことができるのであれば、創作とは本木さんにとって、文字通り「命の楔　命の礎」になるのだと思われます。

本木さんがたどり着いた「作品と共に在る」という姿勢は、その作品が持つ意味性を考慮すれば、「症状と共に在る」と換言してもよいかもしれません。それは、しばしばメディアを通して耳にする「障害と共に生きる」という姿勢とも、少し異なる性質のものであるように思います。

「障害と共に生きる」という言葉が、障害をかけがえのない自分の一部として、前向きかつ肯定的に捉えようとするのに対して、「症状と共に在る」というのは、症状の揺れ動きを耐え忍び、肯定・否定の両面をまとめて受容しようとする〈生〉の営みです

（「障害と共に生きる」という姿勢を打ちだした記念碑的な著書『生の技法』[*6]になぞらえて――ここでは症状の否定的側面をサバイバルするという意味合いをより強調して――「生存の技法」と評してもよいでしょう）。

〈生〉の重みと厚み

本木さんに出会うまで、私は「生きる」ということについて、とても平面的な考え方しか持ち合わせていなかったように思います。つまり、悩みや苦しみなどはない方がよく、もしもそれらに直面した場合は早々に忘れてしまうか、あるいは「なかったこと」にしてやり過ごすことが賢明な生き方なのだと信じてきました。

もっとざっくばらんに言うと、病気や障害などはない方が「豊か」な人生であり、自分のスキルや社会的ステイタスを上昇させることが、その「豊かさ」を獲得するための近道なのだと思ってきました。もちろん、そのような人生哲学が誤りであるとは思いません。しかし、どうやらそれがすべてでもないようです。

そもそも、人がそれぞれの〈生〉をまっとうするというのは、もっと複雑で重層的な営みなのだということを、本木さんや〈造形教室〉の人たちの絵から教えられたように思います。一人ひとりがもつ〈生〉の重みや厚みといったものを考えるために、三章以下、本木さんと同様に〈造形教室〉に集う希有な表現者たちの力をお借りしたいと思います。

註

1 本木健『本木健詩画集』夜光表現双書、行人舎、二〇〇五年、三－四頁。
2 石川准「アイデンティティの政治学」井上俊ほか編『差別と共生の社会学』岩波講座現代社会学一五巻、岩波書店、一九九六年、一七一－一八五頁。
3 前掲『本木健詩画集』五頁。
4 ハンセン病者に対する差別と、病者自身による自己表現の問題については、以下の拙著をご参照ください。『隔離の文学――ハンセン病療養所の自己表現史』書肆アルス、二〇一一年。
5 前掲『本木健詩画集』五－六頁。
6 安積純子、岡原正幸、尾中文哉、立岩真也『増補改訂版　生の技法――家と施設を出て暮らす障害者の社会学』藤原書店、一九九五年（初版は一九九〇年、二〇一二年に生活書院から文庫化）。

コラム　生きにくさのなかの文学

「こんな大変な時代に文学など何の役に立つのか」と他人から問われ、答えに窮することが少なくない。たしかに文学は社会を変えられないし、目に見える利益を生むこともできない。ただ、文学によって「大変な社会」を変えることはできないが、「大変な社会」を生きのびることはできるかもしれない。

社会的弱者の表現

個人的には、文学には「名詞」と「動詞」の二種類があると思っている。前者は教室や書店で出会える文豪たちの作品であり、手にとれる形で存在するという意味で名詞的な文学だと言えるだろう。対して後者は、人間が言葉によって感情を表現するという営みを意味している。表現という営み自体に形はないので、動詞的な文学と呼んでいる。ここで問題にしたいのは後者の文学である。

日本という社会の特徴を一つあげるとすれば、「社会的弱者が文学を心の支えに、苛酷な状況を生きのびてきた事例が数多く存在する」という点を強調しておきたい。象徴的な例が、長らく療養所に隔離されてきたハンセン病患者と、社会参加の道を閉ざされてきた在宅障害者による文学であろう。これらについては二〇一一年に、『隔離の文学――ハンセン病療養所の自己表現史』（書肆アルス）と『障害と文学――「しののめ」から「青い芝の会」へ』（現代書館）にまとめることができた。

ハンセン病患者は療養所という医療施設の

なかで、障害者は家族介護という濃密な人間関係のなかで、自らの意志や不満を押し殺しつつ、他人や世間の迷惑にならないように生きることを強いられてきた。しかし心のわだかまりは簡単に嚙み殺せるものではなく、やりようのない情念はときに痛切な詩や歌となって結晶化してきた。

差別・病苦・障害苦のなかで生きてきた彼らの痛みは想像を絶するものがある。苛酷な生活のなか、彼らは文学を綴ることでくじけそうな心を励まし、同じ境遇にある仲間との連帯感を温めながら生きのびてきた。日頃の喜怒哀楽を綴ったそれらの文学は、確かにエンターテイメント性には欠けるかもしれない。場合によっては愚痴や泣き言に見えてしまうこともある。しかし人間がつらい状況を生き抜くためには、愚痴や泣き言が必要な場合もある。

愚痴や泣き言にも

愚痴をこぼしても社会は変わらない。泣き言を繰り返しても生きにくい明日はやってくる。そんなことは頭でわかっていても、そうしなければ生きていられないつらすぎる「いま」がある。その「いま」を生きるために、自分で自分を癒す言葉を紡ぎだしていくこと——そこに文学の可能性を信じたくなる。

ただし、人がこぼす愚痴や泣き言のなかには、ときとして社会の歪みが鮮明に映しだされることがあるという点は付言しておこう。事実、ハンセン病患者や在宅障害者たちが必死な思いで紡ぎだした言葉のなかには、声の小さい弱者を顧みない国家や社会の非寛容でいびつな姿が見えてくる。考えてみれば、「社会が大変なとき」と言われても、実際に大変なのはそのなかを生きる一人ひとりの人間である。「個々の構成員は苦しんでいるけれど、全体的には素晴らしい社会」などというのは、少なくとも私には想像がつかない。

　現代の社会に大変な生きにくさを感じている人は少なくない。この閉塞的な競争化社会は、とことん「強く」なければ生き残れないと誰もが信じている。しかし一方で「強く」なりきれない自分の「弱さ」に落ちこむ人も多い。大切なのは、その人が抱える「弱さ」の向こう側に、その人を「弱く」させている大変な社会を捉え返す想像力と感受性を働かせることだろう。生きにくい人がこぼした愚痴や泣き言は、社会全体の小さな悲鳴でもある。

　一人ひとりの生きにくさがにじんだ言葉を通じて、漠然とした（しかし確実に存在する）社会の生きにくさを言葉にし直していくこと。そこに文学の役割と意義があると信じている。

［初出：東京新聞／中日新聞（文化面）二〇一二年五月二二日付。原題のまま、本書収録にあたり一部表記をあらためた。］

第三章 〈魂〉をふちどる　実月

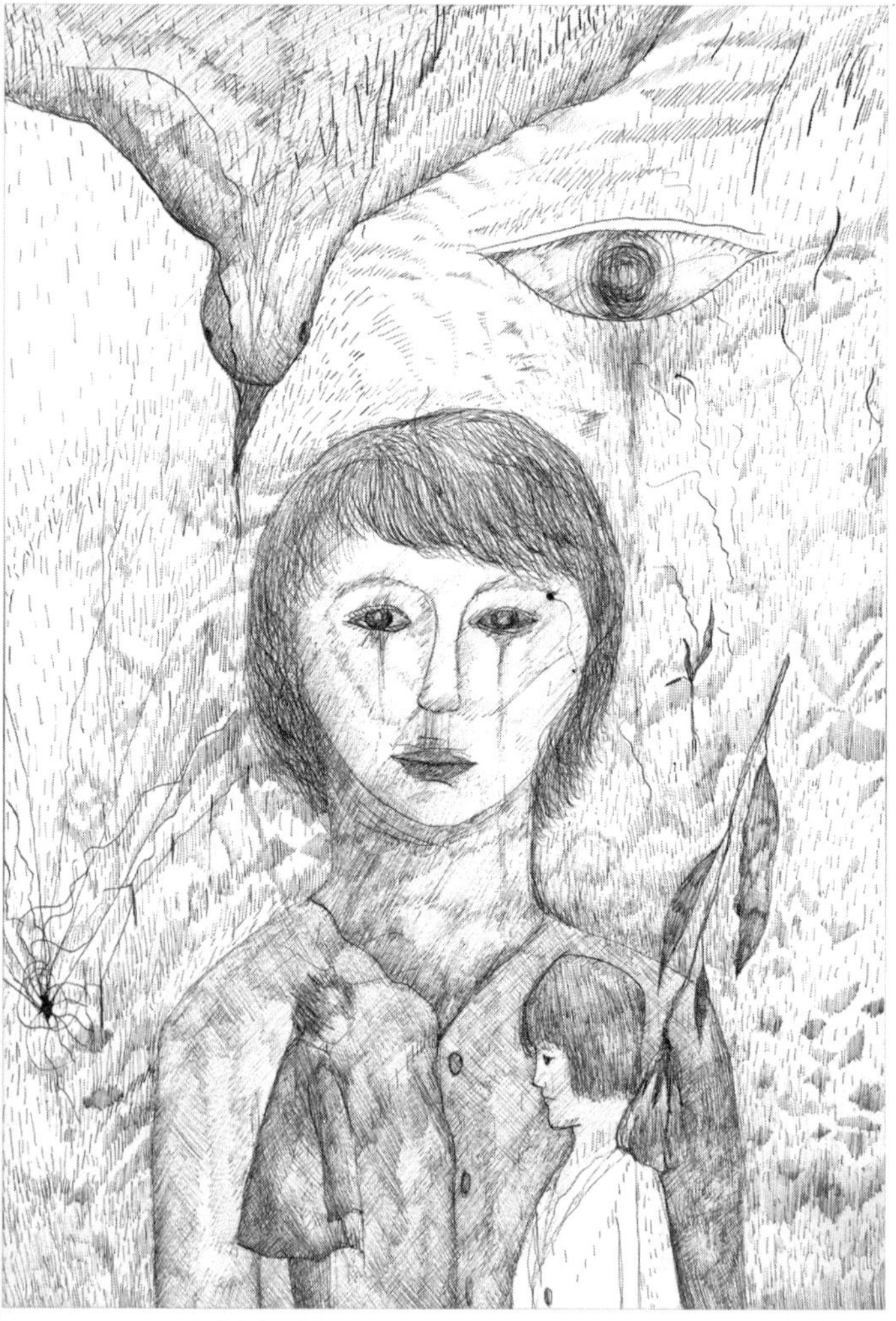

図版11　実月『あなたと見つめ合うこと』ペン、54.2×38.2cm、2012年

「わたし」の輪郭線

ちょうど、この本の原型の一部となった論文[*1]を書いていたとき、先の東日本大震災を経験しました。

地震が発生したとき、私は〈造形教室〉のみなさんと、病院の行事で披露する影絵の練習をしていたところでした。あの日に体験した不気味な揺れの感覚は、その後もしばらく皮膚に貼りついていたように思います。大津波警報、緊急地震速報、通信交通網の麻痺を繰り返すテレビ報道を観ながら、なおも何がおこったのか把握しきれず、当時、妊娠七カ月の身体で職場から帰宅できなくなった妻のことを思いながら過ごした一夜のことは忘れられません。

震災発生から三週間後、〈造形教室〉の専属スタッフである宇野学さんが、福島県相馬市に支援活動に入ることになりました。避難所の子どもたちに絵本を届けたり、一緒に絵を描いたりしようという支援の企画が持ちあがっていたようで、それに加わることになったのです。〈造形教室〉のみなさんも協力し、子どもたちに届ける学用品や画材を持ち寄って、宇野さんの車に積みこみました。

避難所では、子どもたちはとても緊張し、硬くなっていたようです。日本中の専門家たちがこぞって「想定外」と唱えた災害でしたから、子どもたちが受けたショックも測り知れないものがあったことでしょう。そのようななかで、いきなり外からやってきた支援者たちと絵を描くといっても、何を描いてよいかもわからず、緊張してしまうのはあたり前のことです。

宇野さんたちは、まず子どもたちの心をほぐし、絵筆を握るきっかけを提供するために、大判の紙に寝転がって身体の輪郭を写し取り、その内側に思い思いの色や模様をつけることを試みたそうです。これ自体は年少者との描画ワークショップでしばしば採用されるセッションなのですが、そのときの子どもたちの様子を見て、宇野さんは次のような感覚を抱いたといいます。

今回の大地震と大津波で、東北の海岸線は形を変えてしまった。巨大なエネルギーは、日本の輪郭を破壊し、えぐり、浸食したが、実は破壊したのはそれだけではなかったように、僕は思う。これは僕の勝手な感じ方だけど、日本の輪郭が破壊されたのと同時に、そこに住む僕たちもまた、「わたし」という輪郭を破壊され、えぐられ、浸食されたのではないだろうか。避難所で絵を描いた時、子供たちは、確かさを失い、あやふやになってしまった自分の輪郭を取り戻すかのように、ものすごい集中力で絵を描いた。それはまるで「わたし」という存在を確かめ、再構築し、未来へ踏み出していくための準備作業のようにも思えた。*2

その後、子どもたちが描いた作品を、私も実際に目にし、手に触れる機会に恵まれました。[*3]なかには津波が家や人を飲みこもうとする瞬間を描いた作品もあります。私たちは普通、海が上から降ってきたり、あるいは横からぶつかってくることなど想像さえできません。平穏で豊かで、親たちの仕事場であったり、自分たちの遊び場であったりした海が、そのような荒々しい姿を見せたことに、子どもたちが想像を絶する衝撃を受けたのだろうことが伝わりました。

自分が育ってきた時間のなかで、あたり前のように身の回りに存在している家、家族、友人、町、自然の景色などなど。そのような人やものに囲まれて、私たちは「自分が生きている世界はこのようなものだ」「自分はこのような世界のなかに生きている」というイメージを無意識に形作っているのではないでしょうか。

そして、そのイメージを信じることによって保たれている「わたし」というイメージもあるのだと思います。宇野さんが感じた「「わたし」という輪郭」とは、そのようなものなのかもしれません。「海は上から降ってこない」というイメージが実際に崩れてしまったとしたら、誰でも「自分が生きている世界」について疑うでしょうし、その世界のなかで生きている「自分」についても、大きな疑問を抱くのではないでしょうか。

未曽有の津波は、東北沿岸部の地形を変えてしまいました。しかしその地形とは、たとえば国土地理院の地図で示される次元での土地だけではありません。失われた土地は、子どもたちが生まれ、遊び、憩い、喜怒哀楽のドラマを繰り広げてきた空間であり、自分たちが生きてきた時間と事実が蓄積された身体の一部分でもあるはずです。その子たちにとって、あの津波は文字通り、「「わたし」という輪郭」をえぐり取っていったのかもしれません。

被災地には、専門的な知識を持つ精神科医や臨床心理士なども支援に入りました。それはそれで、とても重要なことです。しかしながら、損なわれてしまった「「わたし」という輪郭」は、いかに高度な薬物をもってしても修復できないでしょうし、また、いかに真摯で優秀なセラピストでも直接的には埋めることなどできないと思います。代替不可能なものを喪失したかなしみは、いかなるものの過剰摂取によっても相殺することはできません。測り知れないほどの大きな喪失感を噛みしめながら、新しい「「わたし」という輪郭」を模索しつつ描き続けるしかないのかもしれません。

子どもたちが安心して、新しい「「わたし」という輪郭」を描ける日が来ることを願ってやみません。そのために、微力であろうとも、何らかの思索をし続けることが、表現研究にたずさわる者としての責務なのだと思います。

私は、この「「わたし」という輪郭」という言葉が、とても印象に残っています。その後もときおり、宇野さんとこの問題について話すことがありました。これは相馬市の子どもたちだけの問題ではなく、「自分とは何か」「わたしとは、どこからどこまでがわたしなのか」という、人間の根源的で普遍的な部分にもかかわる問題なのだと思います。以下この章では、被災地の子どもの絵から離れて、この「「わたし」という輪郭」という問題について、少しだけ深く考えてみたいと思います。

〈図〉としての「わたし」

自分のことを指し示す「わたし」とは、汎用性と個別性、相対性と絶対性の両面を同時に含んだ、とても不思議な概念です。

たとえば、哲学者の鷲田清一さんは、「わたし」という概念について次のように指摘しています。「わたし」とは、本来はこの言葉を使用する者であれば誰でも備えている相対的な概念であり、みなそれぞれに自分なりの「わたし」をもっている。しかし、そのような「わたし」とは別に、ほかならぬ自分だけの「〈わたし〉」があるはずである。そのような個別的で絶対的な「〈わたし〉」という概念は、「他者の他者」「他者のはたらきかけの宛て先」となり、それに応える者となることで芽生える、というのです。[*4]

「自己」という概念が、他者との関係性のなかで生起する現象であることを、とてもわかりやすく説明しているのですが、ただ私がここで考えたいのは、もう一歩踏みこんだ部分です。つまり、「他者の他者」としてある自分が、ひるがえって、ほかならぬこの「〈わたし〉」へとつながるためには、自分と他者との関係性のバランスを測るメカニズムのようなものがなければならないのではないか、ということです。

わかりにくいでしょうから、少し補足して説明します。

多くの人は、小学校や中学校の美術の授業で自画像を描いた（描かされた）経験をお持ちではないでしょうか。その際、やはり多くの人は、メインとなる自分を画面の中央（でなくとも目立つ場所）に据えて、その周りに背景（自然や街の風景、あるいは友人や群衆など）を描きこんだと思います。この場合、自分は絵のなかのメインである〈図〉であり、後ろに描きこまれた背景は〈地〉になります。

自分が世界の中心に〈図〉として存在していると同時に、〈地〉である風景や群衆とは明確に描き分けられている。〈図〉と〈地〉はそれぞれ「輪郭」によって縁取られ、区別可能な存在である。それは、ある意味で「あたり前」なのですが、自画像がそのように描かれているということは、きっと、その人は自分と世界との関係性を、そのようなバランス感覚で捉えることができているということです。

鷲田さんが指摘する、「他者の他者」となることで「〈わたし〉」が芽生えるというのは、〈地〉である他者の存在を意識することで、自分が〈図〉として存在していることを自覚することができるということなのだと思います。また逆に、自分は他者にとっては〈地〉であることを自覚することによって、〈図〉の重みがわかるということでもあります。

ただ私が指摘したいのは、このような自覚が芽生えるためには、そもそも世界は〈図〉と〈地〉に分かれていて、両者は輪郭線を引いて区別することが可能であり、自分という存在は〈図〉に該当するのだというバランス感覚のようなものが必要なのではないか、ということです（著名な精神科医の木村敏さんにならえば、「根源的自発性」[*5]とか、あるいは「自他の勾配」[*6]といった差異化の働きのことです）。

「自分が〈図〉として存在する」あるいは「自分という存在の「輪郭」を描ける」というのは、「世の中は自分中心に回っている」「自分はほかの人とは違う特別な人間だ」という意味ではありません。むしろ「自分がこの世界のなかに生きている」「自分とは、ほかの誰とも取りかえのきかない、たった一人の自分である」という、もっと根源的な感覚です。それは「あたり前」のことなのですが、わざわざそれを指摘しなければならないのは、そのような「あたり前」とは異なる世界を見、異なる世界を生きている（かもしれない）人がいるからです。

では、そのような「異なる世界」とは、どのような世界なのでしょうか。

「表現することは許されること」

右に見たような「異なる世界」を、一枚の紙と一本の鉛筆を使って、どんな哲学者の言葉よりも鮮やかに描きだす人がいます。それが実月《みづき》さん（仮名）です。

実月さんは〈造形教室〉に通いはじめて八年目になります（二〇一三年現在）。実月さんがどのような人生を送ってきたのか、私自身、ご本人からかなり詳しくお話をうかがってきました。あまり具体的な中身をここで記すことは控えたいと思いますが、この本の主旨にのっとって、実月さんという一人の表現者について知るために必要だと思われる範囲のことを紹介したいと思います。

実月さんは、幼少期から非常に複雑な家庭環境のなかで育ってきました。特に母親との関係性（母親からの過干渉と極端な母子癒着）に苦しみ、深刻な自傷行為と家庭内暴力を繰り返してきました。一四歳のとき、はじめて精神科を受診し、入院を経験していま す。そのときの診断は、「統合失調症」「自殺念慮」「摂食障害」とのことでした。

実月さんは、長らく「自分は無価値でダメな人間なんだ」という徹底的な自己否定感に苛まれてきました。深刻な自己否定感は、彼女がおかれた「恵まれない境遇」のなかで形成されてきたようです。そのような「境遇」への怒りが、ときとして、幸福な人間への憎悪や殺意となって発現することもあったようです。自分のなかにある激しく暴力的な感情に、実月さん自身もひどく苦しんできました。その苦しみが限界を超えたとき、あるアクシデントをおこして、精神科病院に緊急入院することになります。

これと前後する時期に、実月さんは〈造形教室〉に通いはじめました。直接のきっかけになったのは、精神病を持つ人たちの家族会のイベントで、〈造形教室〉をとりあげたドキュメンタリー映画『破片のきらめき』を観たことだったようです。この映画を観たとき、実月さんは「ここに通わなければ、自分の人生はきっとダメになってしまう」という確信を持ったといいます。

二〇〇五年九月、実月さんは母親と共に〈造形教室〉を見学に訪れました。後述するようなつらい状況のなかを生きてきた母娘にとって、〈造形教室〉という場と、そこに集う人たちとの出会いは、とても大きな転機となったようです。実月さんは、この年の一二月から本格的に通いはじめ、最近では毎回欠かさずに参加し、調子のよいときは一日に二〜三枚の絵を描いています。

実月さんは自宅で母親と生活していた当時から、よく絵を描いていたようです（後で紹介するように、現在は一人暮らしをしています）。ただ、それは描くというよりも、抑えきれない感情のたかぶりを絵に託して発散させていたと言った方が正確かもしれません。学校にも通えず、働いてもいない自分が、「このまま社会や周りの人々から取り残されてしまうのではないか」という強い不安を抱えており、何かせずにはいられない焦燥感に駆られていたと言うのです。

当時の実月さんにとって絵を描くことは、「どろどろした心の中身を吐きだすよう」で、とてもつらく苦しかったといいます。特に自宅で孤独に描くことは、「自分と向き合わなければいけない宿題みたいな作業」であり、大変な心理的負担であったようです。そのような思いをしてまで描かずにはおれないものが、きっと実月さんのなかにあったのでしょう。

実月さんは、〈造形教室〉に通うようになってから、「自分にとって、表現することは許されること」だと感じるようになったといいます。これは、彼女自身の言葉を付け足す形で説明すると、概ね次のようなことを意味するようです。

つまり「許される」とは、心の底に深い闇を抱えた自分のことを受け止めてもらえること。あるいは、自分が「暴れだしたい衝動」や「人を殺してしまうかもしれない恐怖」といった、諸々の負の感情を抱えていることを、否定したり、批判したりするのではなく、苦しんでいる事実そのものを受け止めて、認めてもらうこと、というような意味のようです。

この「表現することは許されること」という言葉の本質をうかがい知ることが、この章での焦点になるかと思います。ただし、そのためには、いくつかの複雑な道筋をたどらなければなりません。

〈場〉の世界を描く

実月さんは、主に四つ切判（五四・二×三八・二㎝）というサイズの画用紙に、鉛筆、ペン、インク、水彩絵具などを用いて、その時々の心象風景を描いています。用いる画材によって、それぞれに彼女らしい独特の絵を描くのですが、なかでも私は、鉛筆やペンによる線描画に不思議な魅力を感じています。ですから、ここでも線描画を中心に話を進めたいと思います。

実月さんは、何か具体的な対象物を写生するというよりも、むしろ無心に近い状態で、手の動くままに鉛筆を走らせていきます。人物、草花、木、鳥、家、道、電車などの図像が頻繁に登場するのですが、本人は「絵を描いている最中は何も考えていない」「特に具体的なテーマを持って描いているわけではない」と言っています。

図版12の『妊婦』という作品を見ていただければわかるかと思いますが、実月さんの絵の最大の特徴は、画面を縦横無尽に駆けめぐる線にあります。言うまでもないことですが、描画における線とは、その本質に境界線としての役割を含んでいます（ここでは議論を単純化するために、色彩や明暗といった要素についてはおいておきます）。

境界線とは、「世界を切り分ける」と同時に、「世界そのものを出現させる」機能を持っています。たとえば、真っ白な画用紙（＝〈無〉の世界）を縦断する形で一本の線を引けば、そこには〈右〉と〈左〉という世界が出現します。同様に、画用紙を横断する形で線を引けば〈上〉と〈下〉という世界が出現します。

目測によるフリーハンドで面積を等分する線を引くことは不可能ですから、そこには多少の歪みが生じるはずです。その場合、〈大〉と〈小〉という価値を含んだ世界も生じることになります。何らかの拍子に描線が歪み、多少の凹凸ができたとすれば、凹側には〈欠損〉という価値が、凸側には〈過剰〉という価値が生じることになるでしょう。

言うならば描画とは、線によって世界を切り分ける作業です。人物や静物のデッサンであれ、自然や街の風景の写生であれ、あるいは抽象的な心象スケッチであれ、基本的には線によって主題としての〈図〉と、背景としての〈地〉という形で世界を切り分けて、どちらがメインであるか、価値の勾配をつけていく作業です。

大切なのは、この〈図〉と〈地〉の関係性です。〈図〉が〈図〉として認識されるためには〈地〉の存在が不可欠です。同様に、〈地〉は〈図〉が存在してはじめて〈地〉になることができます。両者は二律背反的でありながら、共に支え合うという関係になっています。

しかしながら、実月さんが描きだす線は、このような形で単純に世界を切り分けるわけではありません。画面全体をときに力強く、またときにか弱く走る線は、ある人物の輪郭を描きだしたかと思えば、同じ線がほかの人物の輪郭ともなり、また同時に木や草

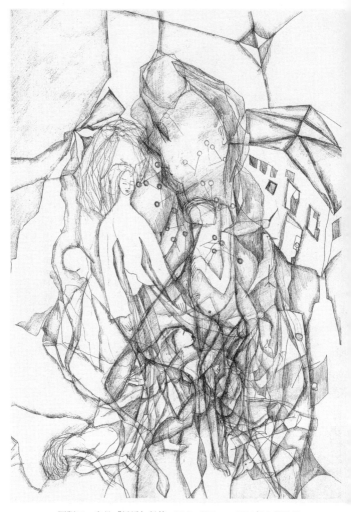

図版12　実月『妊婦』鉛筆、54.2×38.2cm、2009年３月23日

花や家といった事物とも結びついていきます。そこでは、個々の図像が〈図〉であると同時に〈地〉でもあるような、独特の世界観が構成されています。

このように、〈図〉と〈地〉が不可分で混在的に現れるところを（より正確に言えば、そこから〈図〉と〈地〉が分かれていくような根源的で原初的なところのことを）、ここでは〈場〉と呼んでおきたいと思います。

おそらく実月さんの絵は、この〈場〉の世界を描いているのだと思います。実月さんが描きだす線は、彼女自身がおかれた状況や体調、あるいは周囲との関係性といった諸々の要素と密接に呼応し合っていて、その時々で非常に繊細に変化します。柔和で優しい雰囲気をたたえるときもあれば、逆に荒々しくて乱暴な印象を受けるときもあります。その意味で、彼女の絵は「内面的自画像」と言っても過言ではないかもしれません。

絵が「輪郭」を帯びていく

では、実月さんの「内面的自画像」は、具体的にどのように変化してきたのでしょうか。彼女が〈造形教室〉に通いはじめた頃と、最近の絵を比べてみると、そこにはとても大きな変化が生じていることに気がつきます。

図版13『目を閉じているステージ』は、実月さんが〈造形教室〉に通いはじめた頃の一枚です。むきだしの感情を画用紙に刻みつけたような絵と言えるかもしれません。画

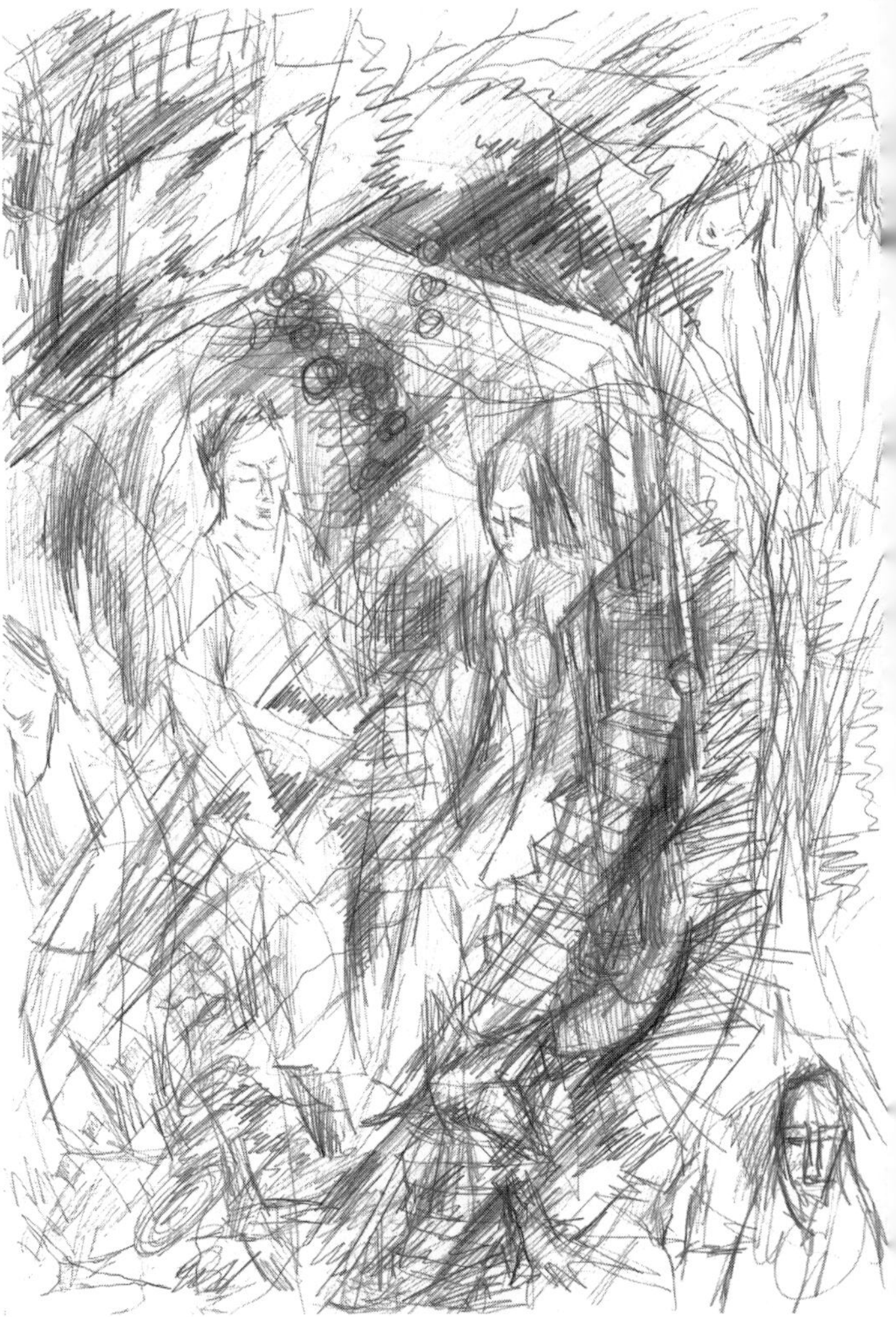

図版13　実月『目を閉じているステージ』鉛筆、54.2×38.2cm、2006年１月13日

面全体が、非常に強い筆圧の線で塗りこめられていますが、その線に埋もれた形で数人の人物が描かれているのがわかります。これは絵を描く過程から言えば、人物を描いてその上から線で塗りつぶしたのでも、逆に塗りつぶした線の上に人物を描いたわけでもありません。線と人物は、同じ作業過程のなかで描かれています。この絵を描いていた頃を振り返り、実月さんは「生きていること自体が苦しかった」と言っています。本人も言うように、「どろどろした心の中身を吐きだすよう」な絵です。

対して図版14『無題』は、そこから四年半後の作品です。筆圧もやわらぎ、全体の印象も大きく変化していることがわかります。力まかせに塗りこめられた世界が解きほぐされて、それぞれの図像の「輪郭」が際立つと同時に、絵全体の構成からも、ある種の物語性を感じることができます。この頃から、実月さんの絵のなかに登場する人物たちも、うなだれたり、抱擁し合ったり、涙を流したりなど、感情のバリエーションが豊富になりました。

もちろん、このような変化が生じた背景には、実月さん自身の描画技術が向上したという要因も考えられますが、決してそれだけでもありません。「技術が向上する」というのは、実月さんの変化の一側面にすぎません。そもそも「技術が向上する」という状況が生じるためには、継続的に〈造形教室〉に通ったり、意欲を持って絵を描き続けたりすることが必要です。大切なのは、実月さんがそのような意欲を持ち続けられたとい

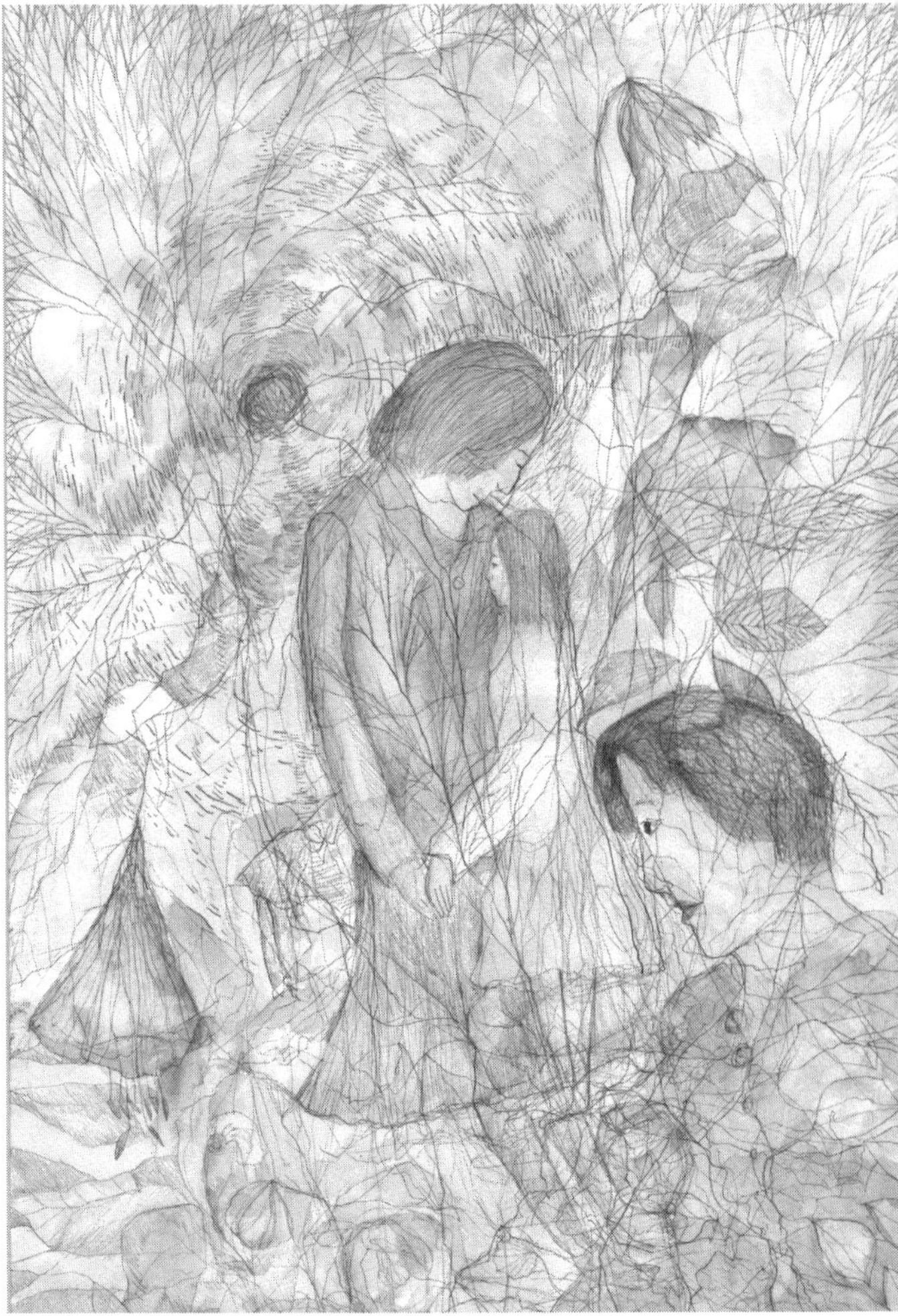

図版14　実月『無題』鉛筆、水彩、54.2×38.2cm、2010年９月21日

う点です。

その背景には、周囲の人間との関係性のあり方自体が深まってきたという事情が存在しています。たとえば〈造形教室〉のスタッフに画材の使用方法を尋ねたり、先輩格のメンバーの描き方をまねしたり、友人にアドバイスを求めたり、心に沈殿した不満や愚痴を聞いてもらったりといった、何気ないけれども大切な人間関係というものを、実月さんはこの時間に取り戻していきます。実月さんに関して言えば、「技術の向上」と「関係性の深まり」とは、区別不可能であるようにさえ思われます。

「憎悪」と「愛着」がせめぎ合う

では、実月さんの絵が「輪郭」を帯びてきたということには、どのような意味があるのでしょうか。右に紹介した四年半という時間をはさんだ二枚の絵に見られる劇的な変化にこそ、彼女にとっての〈癒し〉への軌跡が現れているように思います。

この章の冒頭で、実月さんの半生について少しだけ紹介しましたが、彼女の自己表現の意味を考えるために、もう少しだけ踏みこんだ紹介をしておきます。

先にも書いた通り、実月さんは非常に複雑で閉塞的な家庭環境のなかで育ってきました。特に母親とは精神的な癒着状態にあり、実月さんは自分たち母娘のことを「距離のない親子関係」と語っています。

母と自宅で同居していた当時を振り返る実月さんの言葉からは、しばしば母親に対する両極端な感情の葛藤がうかがえます。実月さんのすべてを決定しようとする過干渉な母親への「憎悪」という否定的な感情と、世界にたった一人しかいない大切な母親への「愛着」という肯定的な感情が、激しくせめぎ合っているような状態です。

実月さんが母親のことを語る言葉の背後には、複雑な家庭事情のなかで、一人娘の存在を生きがいにし、精神的な拠り所としながら、また一方で子育ての責任を一身に引き受けつつ、閉塞的な人間関係を耐え忍んできた母親自身の窮境も見え隠れするように思われます。そこには互いの存在を必要とするあまり、母と娘が結果的に傷つけ合わざるをえなかった共依存関係と、個人の力では抜けだせない根深い世代間連鎖が存在していたのかもしれません。

以下の記述では、実月さんから聞かせてもらった母親に対する否定的な発言を一部紹介することになりますが、これは実月さんのお話を聞いて私がまとめた「母親像」ですから、現実の実月さんの母親を捉えたものではないという点をお断りしておきます。また付け加えると、実月さんの母親は、決して一方的な加害者などではないのだと思います。むしろ、母親が娘に対し直接的な加害者であるかのような位置におかれてしまう閉塞的な人間関係が、この母娘を取り巻いていたという方が正確でしょう。結果的に二人は傷つけあってきたのかもしれません。しかし、孤立した母娘がつらい境遇を生きていくためには、このような姿しかなかったのだと思われます。

実月さんは、幼少期から、「大人の悩みを聞かされる子」だったといいます。両親だけでなく、親族も含め、様々な問題を抱えた大人たちの精神的葛藤が、子どもである実月さんの心に注ぎこまれてきたようです。実月さんは、大人たちに必要とされた聞き役だったのでしょう。そのような悩みを聞かされる一方で、母親からは、ことある毎に「子どもは気楽でいい」と言われ続けたようです。実月さんによれば、「母には、親が子どもに大人の苦しみを教えるのが教育だという信念があった」ので、実月さんは「親の悩みを聞くこと」「親の期待に応え、その苦しみを取り除くこと」に努めてきたのだといいます。

また実月さんは、常に誰かと比較されてきたと言っています。「母は比較するのが教育だと思っていた」とも語っているのですが、ここでいう誰かとは、必ずしも具体的な人物である必要はなかったのかもしれません。おそらく、実月さんとの比較対象は、学校に行ける人、働ける人、親を幸せにできる人といった、実月さんができないことをできる人であればよかったのでしょう。それはむしろ理想的な「世間」という概念に近く、実月さんはこの漠然とした価値観に合わせて人格を否定されてきたのだと感じているようです。

そもそも、「世間」とはあくまで概念です。概念は、具体的な個人と比較することなどできません。社会の最大公約数的な倫理規範や価値基準の隠喩として個人を制約することはありえますが（いわゆる「世間様」「世間並み」というものです）、個人が「世間」そのものになることなどできません。もしも「個人が世間化する」などということが考えられるとすれば、それは個人が個人であることを放棄し、実体のない無色透明な存在になることにほかなりません。

もしかしたら実月さんは、大人たちの都合によって、いかようにも染色できる無色透明な子どもでいることを強いられてきたのかもしれません。実月さんは深刻に入り組んだ家庭環境のなかで、かけがえのない「〈わたし〉」という感覚や、あるいは自らを〈図〉として捉えられるような根源的な自尊心を形成できる人間関係を得られずにきたのだと思います。

さきほどの『目を閉じているステージ』（図版13）は、実月さんが人間関係にひどく苦しんでいた時期のものです。彼女が生きていたのは、あのように自己が周囲に埋没してしまい、黒々と塗りこめられてしまった世界だったのでしょう。〈図〉であるべき自己が〈地〉に埋没してしまい、自分の「輪郭」を描くことさえできない状態。自分という存在が〈場〉の次元に押しこめられてしまうというのは、おそらく、あのような世界なのかもしれません。

「苦しみ」と「苦しいこと」

以前、母親と自宅で同居していた当時のことを振り返る文脈で、実月さんの口から「自分が苦しんでいることをわかってほしかった」という言葉が漏れでたことがありました。この言葉からも、彼女が周囲の人々（最も親密な他者である母親でさえ）と、自然に心と心が通い合うような関係が築けていなかったことがうかがえます。複雑な家庭事情のなかで、実月さんという一人の人間が〈図〉としてありうるような形で、その存在を尊重されていると感じることができずにいたと言ってもよいかもしれません。

実月さんは、深刻な家庭内暴力、摂食障害、自殺企図を繰り返してきました。それは決して本人自身が望んでおこしてきたことではありません。これらの暴力的な振る舞いは、彼女のなかに、彼女なりの苦悩が鬱屈していることを周囲に示すための、文字通りの身体表現だったのではないでしょうか。

その後も、私は実月さんと対話を重ねてきました。そのうちに、彼女が何気なくつぶやいた「苦しんでいることをわかってほしかった」という言葉が、ある特別な重みを有していることに気づかされました。彼女が「わかってほしかった」のは、自分が抱えている「苦しみ」ではなく、自分が「苦しんでいること」であったという点には、実は重要な意味が含まれていたように思われるのです。

仮に、「苦しみをわかってほしい」と「苦しいことをわかってほしい」という、二通りの言い回しを考えてみましょう。おそらく、この二つの表現の間には、微細なニュアンスの相違以上に、本質的な違いが内在していると考えられます。

前者は、「苦しみ」の内実をある程度自分で把握しており、言語表現であれ非言語表現であれ、それを誰かに伝えたいという表現への欲求が強いように思われます。対して後者は、「苦しみ」の内実が本人にも把握しきれず、また詳細に表現することもできないけれど、何よりもまず、苦しんでいる自分の存在を受け止めてもらいたいという関係性への欲求が強いように思われます。

おそらく、実月さんも、自分の「苦しみ」の内実を詳細に言語化することはできません（少なくとも、最も苦しかった時期にはできなかったようです）。それは「苦しい」「悲しい」「つらい」という言葉以上には言語化不可能であり、「とても」「爆発しそう」といった形容が付される形で、その重みや切実さを伝えることしかできない性質のものです（むしろ、部分的には言語化以前の衝動や情動といった次元のものだったかもしれません）。実月さんのなかに渦巻いていたこの言語化できない衝動を、仮に〈こととしての感情〉と呼んでおきたいと思います。

そもそも「感情」という名の感情はありません。「感情的」という表現は、しばしば「言葉にできない」「論理的でない」ことの隠喩として用いられますが、それでも通常であれば、感情は怒、憎、悲、喜、嬉、楽、好、嫌といった形で細分化されています。そして、それらの感情が芽生えるには、何らかの因果関係（具体的な人間関係やそこで生じたドラマなど）が存在しています。このように意味が細分化された感情のことを〈ものとしての感情〉と呼んでおきたいと思います（ちなみに、ここで言う「こと」「もの」とは、木村敏さんの有名な指摘[*7]にならっています。ただし、この文章の主旨に合わせてかなり私個人の解釈が入り、ほとんど原型をとどめていないことをお断りしておきます）。

このことを考えるうえで、臨床心理士の森岡正芳さんの指摘がとても参考になりました。森岡さんは、「痛い」ということについて興味深い指摘をしています。たとえば、幼児の心身に何か大きな衝撃が加わった際、その子がその衝撃を「痛い」と感じるためには、「身近な他者」（特に両親のことですが、一般的には母親にその役割が振られることが多いようです）が寄り添って、言葉や態度によって、それが「痛い」ことなのだと意味づけていくことが必要である、というのです。同様に、人が経験する「情動的体験全般」に関しても、ある種の感覚を意味あるものとして認識するためには、それを「うつし出す他者の存在が欠かせない」といいます[*8]。

人が体験した「情動」を、何らかの「感情」という形で細分化し、意味づけていくためには、その「情動」体験を受け止め、寄り添ってくれる他者との関係性がなければなりません。つまり、人は他者を鏡としながら、〈こととしての感情〉を〈ものとしての感情〉へと細分化し、意味づけていくのです。

実月さんの〈癒し〉

ここにきて、私はようやく、実月さんの言う「表現することは許されること」という言葉について考える入口に立つことができたようです。実月さんにとって「許されること」とは、おそらく次の二つの意味合いがこめられているように思われます。

まず一つは、自分という存在が、この世界のなかで〈図〉として存在することを認められるという意味です。実月さんは長らく、『目を閉じているステージ』に描かれたような、他者との関係性に埋没した閉塞状態を生きてきました。そのような状況から自己の「輪郭」を浮きあがらせ、〈図〉と〈地〉という関係性のバランスを取ることができる、ある種の根源的な自尊心を得ること。それが「許される」ということの意味だと思われます。

精神科の臨床現場で日々「心病む人」と向き合う医療者のなかには、ときおり、次のように語る人がいます。他者には絶対に触れることのできない人間の根源にかかわる傷に直面した際、あるいは逆に、そのような傷が癒えていく幸運な回復に邂逅した際、(たとえその医療者が特定の信仰を有していなくても)「魂」や「神」といった概念を想定しなければ理解できない事態が生じることがある、というのです。[*9] 人間が自己を〈図〉

として捉えうる根源的な自尊心のことを、あるいはそのような言葉で表現してみてもよいかもしれません。

もう一つは、〈こととしての感情〉から〈ものとしての感情〉へと、感情を細分化することができるようになるという意味です。実月さんは〈造形教室〉に通うようになってから、すでに数千枚におよぶ絵を描いていますが、それらの絵を通時的に見直すと、彼女の心がどのような道のりをあゆんできたのかが、とてもよくわかります。衝動的に塗りつぶされるばかりだった絵が、一つひとつの図像の「輪郭」が立ちあがり、描かれる人物の表情も豊かになっていく。それと並行して、実月さん自身が表現する感情も〈こととしての感情〉から〈ものとして感情〉へと解きほぐれてきました。*10

もちろん、そこには、そのような表現行為を支える人間関係が信頼できるものであることが不可欠です。安彦さんをはじめとした〈造形教室〉のスタッフやメンバーたちは、実月さんの表現にならない表現に寄り添い、彼女の存在を受け入れてきました。実月さんは、〈造形教室〉の人たちが「非難も比較もせず、自分を受け入れてくれたことが嬉しかった」と言っています。

「変わり合う」ことで「支え合う」

その後、実月さんは、母親のもとを離れて入居したグループホームでの生活を経て、完全な一人暮らしをはじめています。

　実月さんは、入院を機に、母親が自分の気持ちを推し量ってくれるようになったと語ってくれました。また実月さんの作品が〈造形教室〉のスタッフの努力によって絵画展などに展示され、しばしば観客からの共感を得ることで、母親も実月さんの日頃の努力を認めてくれるようになったとも言っています。このようなこともあり、二人の距離感も少しずつよい方向へと変化してきたようです。

　実月さんは、ときおり、「母が変わってくれた」ことを幸せそうに話してくれますが、おそらく実月さん自身も変わったのだと思います。閉塞的な家庭環境のなかを共に生きてきた母と娘は、共に「変わり合う」ことによって、新たな形で互いを支え合うようになったのだと言えるでしょう。

　普通、「人を支える」という場合、「支える側」が揺るぎなく安定していることが前提となっています。しかし、実月さん母娘のように、互いが「変わり合う」ことではじめて支え合える関係性というものもあると思います。その「変わり合い」の様子が、実月さんの絵の変化にとてもよく表れています。

　最後に、実月さんが一人暮らしをはじめた頃に描いた一枚を紹介しておきたいと思います（図版15）。

　実月さんは、この絵について、「それまで世間の価値観をとても意識していて、それに合わせられない自分が嫌いで責めてきたけど、最近は自分の側に立つことができるようになった。自分を大事にしてあげたい」と語っています。実月さんが〈図〉としての自己を抱きしめ、「魂」をふちどることができた瞬間だったのかもしれません。

ただし、この絵は実月さんの四桁を超える作品群のなかでは、とても例外的な絵です。〈図〉と〈地〉が入り組む世界観は、それまでの人生経験に根づいた彼女特有の世界観であって、いわば彼女の歴史そのものでもあります。最近の実月さんが紡ぎだす線は、やさしくて繊細です。彼女の絵だけでなく、彼女の存在自体が、個性の強い人たちが集う〈造形教室〉の空気をつなぎ合わせているようです。かつては「どろどろした心の中身を吐きだす」ばかりであった描画が（それはそれでエネルギーにあふれ個人的には好感を抱くのですが）、いまや自分を取り巻く人間関係をもなごますものとなっているようです。

実月さんは慣れない一人暮らしを送るなかで、再び幻聴が現れ、一時的に処方薬が増えるなど、症状や病状は必ずしも安定してはいません。ときに頓服を服用しながら〈造形教室〉に通い続けていますが、本人に言わせると「いまの方が昔よりずっと生きやすい」とのことです。

人間の生きやすさや生きにくさとは、医学的な病状や症状の軽重と、必ずしも一致しないのかもしれません。少なくとも、科学としての医学や、制度としての医療の文脈に

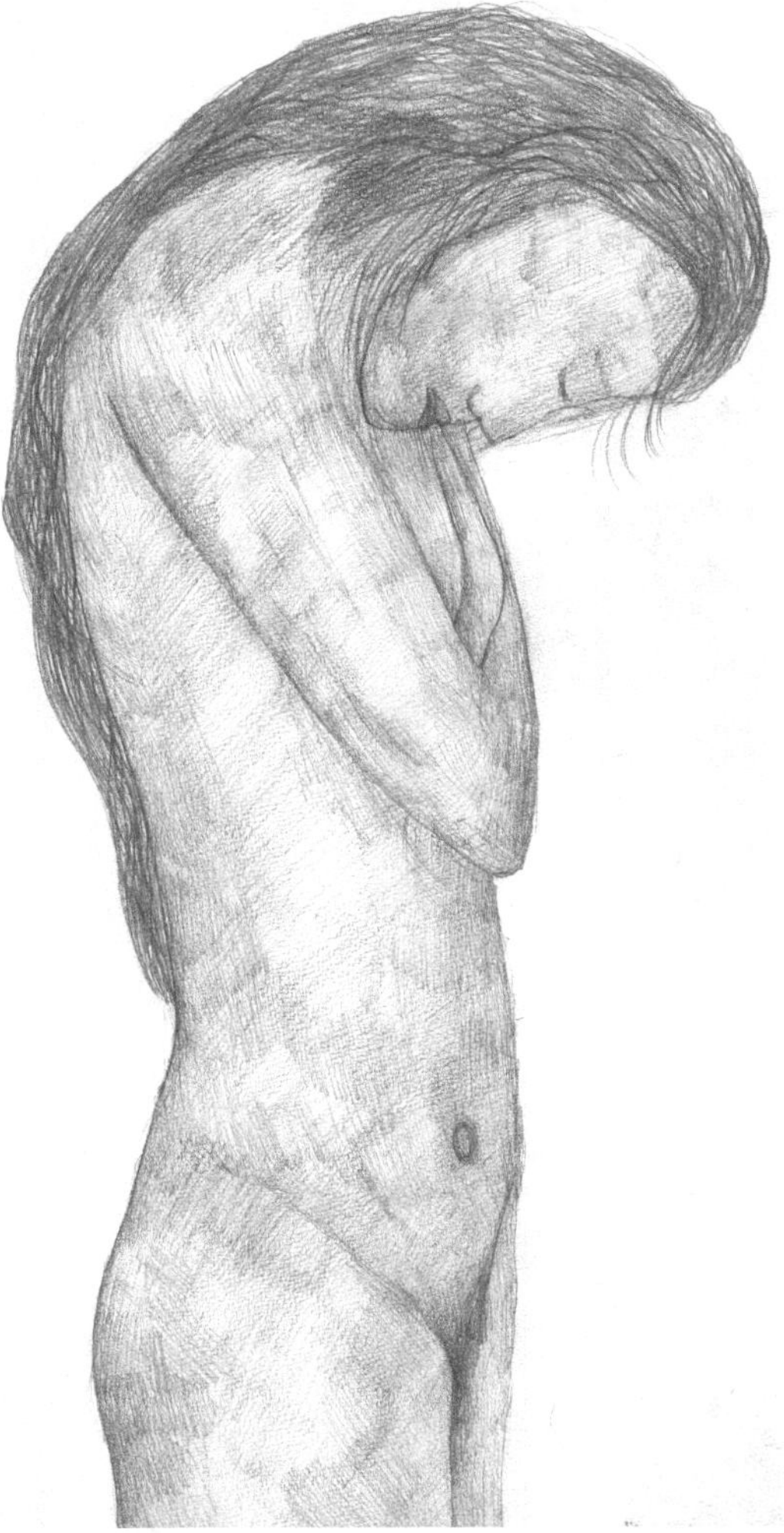

図版15：実月『無題』鉛筆、54.2×38.2cm、2010年８月19日

おける「治癒」「快癒」「軽快」「寛解」といった言葉では捉えきれない〈生〉の肯定的で継続的な力動というものがあるのだと思います[*11]。

実月さんが「許される」「自分を大事にしてあげたい」という、自分自身の言葉で表現してみせたこの力動こそ、この本がその可能性を模索している〈癒し〉なのかもしれません。

註

1 「自己表現と〈癒し〉――〈臨生〉芸術への試論」仲正昌樹編『批評理論と社会理論1：アイステーシス』叢書・アレテイア13巻、御茶の水書房、二〇一一年、一二三―一四六頁。

2 宇野学「被災地を訪問して――被災した輪郭から…」『みやま』一五五号、医療法人社団光生会平川病院広報委員会編、二〇一一年五月一五日、三頁。

3 宇野さんが参加したのは、蟹江杏さん（版画家）と佐藤史生さん（元小学校教諭）らが呼び掛けた活動です。この一連の活動のなかで描かれた子どもたちの作品は『ふくしまの子どもたちが描く　あのとき、きょう、みらい』（徳間書店、二〇一二年）で見ることができます。また新宿の「全労済ホール／スペース・ゼロ」にて、実際の絵画を展示するイベントも開催されました（「3・11ふくしま　そうまの子どものえがくたいせつな絵展――〝被災地からの小さなメッセージ〟」二〇一一年八月一七日～二三日）。

4 鷲田清一『「聴く」ことの力――臨床哲学試論』TBSブリタニカ、一九九九年、一二七―一三〇頁。

5 木村敏「自己・あいだ・分裂病」『自己・あいだ・時間――現象学的精神病理学』ちくま学芸文庫、二〇〇六年、二九四―三二四頁。

6 木村敏「自己と他者」『分裂病の詩と真実』河合文化教育研究所、一九九八年、五九―九五頁。

7 木村敏『自覚の精神病理――自分ということ』（紀伊國屋書店、一九七〇年）の「序論」（『木村敏著作集1　初期自己論・分裂病論』弘文堂、二〇〇一年、一〇三―一〇九頁）を参照しました。

8 森岡正芳『うつし　臨床の詩学』みすず書房、二〇〇五年、三〇―三一頁。

9 前掲『うつし　臨床の詩学』三〇頁。伊波真理雄『不完全でいいじゃないか!』講談社文庫、二〇〇二年、二二〇―二二二頁。『LR』アートマガジン〈エル・アール〉二二号、二〇〇〇年一一月、書肆・博物誌、五七―五八頁（「芸術とヘルスケア協会設立記念「芸術とヘルスケア」全国研究集会　アートは人間にどのような力を与えるか　シンポジウム　恢復する力とアート」での半田結の発言）。

10 ちなみに、描画を通じて感情を表現することは、この点に関してとてもメリットがあると思います。つまり、言葉にならない衝動を紙面に叩きつけたり、なぐり描いたりしたとしても、結果的にその〈表現物〉（作品にならない断片的なものも含めて、個人の感情がぶつけられてできあがった制作物のことを仮にこう呼んでおきます）は物理的な形や輪郭を備えています。できあがった〈表現物〉を前にして、表現者は自分の感情を視覚的にフィードバックすることができます。

11 自己の病苦やそこからの回復を「医療」の文脈から解き放し、自分自身の言葉で語り直そうとする試みについては、たとえば「浦河べてるの家」が実践する「自己病名」や、「ダルク女性ハウス」の「回復とは回復しつづけること」といった指摘が非常に参考になります。本書でも、これらの実践から大きな示唆を得ました（浦河べてるの家『べてるの家の「当事者研究」』医学書院、二〇〇五年。上岡陽江＋大嶋栄子『その後の不自由――「嵐」のあとを生きる人たち』医学書院、二〇一〇年、六一頁）。

コラム 「解釈」よりも「共感」を

かつて厳格に隔離されていたハンセン病療養所のなかで、自らの死期を察して、すべての原稿を焼き捨てた詩人がいた。この病気は、古くは「癩病《らいびょう》」と呼ばれ、現在からは想像もできないほど、いわれなき苛酷な差別を被ってきた。そのため療養所に入所した患者の多くは偽名を用いて身元を隠し、死後に親族へと累がおよばぬよう、ひっそりと持ち物を処分する人の姿がしばしば見られたという。おそらく、この詩人も同じような境遇にあったのだろう。

しかしながらまた一方で、ハンセン病療養所は、患者たちの手によって豊穣な文学作品が生みだされた場所でもあった。この詩人も、死に際して原稿を焼き捨てねばならないような境遇にありながら、生前はむしろ表現することに並々ならぬ情熱をもっていたのである。社会から完全に隔離された患者たちにとって、自分の苦しい胸の内を原稿用紙に書き綴ることとは、自分がこの世に生きている意味と証を必死に模索する営みでもあったのだろう。患者たちの文学は、ときに宛先もないまま綴られる孤独な営みではあったが、その根底には「自分が生きている痕跡をこの世界に刻みこむこと」への情熱が確かに脈打っていたのである。

ハンセン病患者たちの文学に思いを致すとき、ある精神科病院の造形教室で出会った一人の男性のことを思いだす。かつてのハンセン病療養所と現在の精神科病院と、医療施設として同列に比較できるはずもない。しかしこれらの表現者たちは、共に「人間にとって表現とは何か」という問題を考えるうえで非常に重要な問題を投げかけてくるのである。

この男性が描いた多くの絵のなかに、特に記憶に残る二枚がある。一枚は怒りの感情を露わに仁王立ちする怪物《モンスター》の絵。もう一枚はカジュアルな服装で優しくほほえむ女の子の絵。どちらもA4のコピー用紙にシャープペンシルで描かれているが、前者は紙に穴が開きそうなほど濃密に筆が重ねられ、観る者の網膜を切り裂かんとするかのような迫力がある一方、後者はわりと軽いタッチで奔放に描かれている。作者は「僕は心のバランスをとるために絵を描きます」と言い、ほぼ毎日このような絵を描いているという。

そんな作者と約一年間ほど話を重ねた頃、彼にとって、どうやら前者のような絵を描くときの方が心の調子がよく、むしろ後者のような絵を描くときの方が不調であるらしいことに気がついた。私は漠然と、調子の悪いときは怪物を描き、よいときはカジュアルな絵を描くのだろうとばかり考えていたのだが、どうやら事態はそれほど単純ではなかった。それまで私は、何とか彼の絵にこめられた意味を「解釈」しようと躍起になっていた。しかし彼と話を重ね、彼の人生や絵に対する思い入れに「共感」する気持ちが芽生えだした頃、劇的に絵の見え方が変わってきたのである。

普段、私たちは「心の調子がよいこと」、つまり「心が〈健全〉〈健康〉であること」とは、すなわち「心に〈闇〉がないこと」と考えてしまいがちである。しかし考えてみれば、心に一片の〈闇〉も持たない人間などまずいない。誰もが悲しみ、落ちこみ、怒ったりするように、人の心には程度の差こそあれ陰鬱な思念や暴力的な発想は存在するし、直面する状況次第で誰の心にも必ず芽生える。それは喜びや楽しみの反面として必然的に存在するのであって、〈闇〉それ自体が悪なのではない。むしろ優れた芸術が悲嘆や苦悩から生まれるように、心の〈闇〉はときとして創造力や行動力の源泉とさえなる。重要なのは、抱えこんだ心の〈闇〉といかに向き合い、いかに対処するかなのだろう。

彼にとって絵を描くことは、たとえるなら心の浸透圧を調整するようなもので、高まりすぎた感情を怪物に託して吐きだすことができるときは調子がよく、そのような絵が描けない不調のときは穏やかな絵を描いて飲みこむことで、煮詰まりすぎた心の濃度を下げているのではないだろうか。そして本当に調子が悪いときは、絵を描くことさえできないときである。彼（の絵）との出会いは、私に

「人間は心の〈闇〉を呼吸しながら生きる存在である」という事実を教えてくれたのである。

ことさらに絵画や芸術に限らずとも、人間が生きること自体、ある意味では表現の連続である。身近な人に自分の思いを伝えることも、ほほえむことも泣くことも、あるいは絶叫することも沈黙することも、広い意味では表現である。他者の表現を受けとめることは、肯定的に捉えるにせよ否定的に捉えるにせよ、少なくともその人の存在を受けとめることであり、また逆に、自分の存在が誰かに受けとめられていると素朴に信じられるからこそ、人は普段さして意識することもなく自分を表現しながら生きていける。表現とは受け手が存在してはじめて成り立つ営みであり、人がある程度の苦しみや悲しみに耐えられるのは、その表現を受けとめ、心の重荷を分かち合っ

てくれる人との関係性があるからだろう。

もしかしたら「心を病む」ということは、このような関係性自体が病むことを意味しているのかもしれない。「心を病む人」とは、苦境にさらされ悲しみや憎しみで心がパンクしそうなときにも、その感情を吐きだすことができず、自らの心身を責め苛むという形でしか表現できない人のことなのだろう。あるいは苦しみを表現しても誰にも受けとめてもらえず、自分という存在がまるで虚空へと投げだされてしまった人のことなのだろう。まあるいは、私たちは普段「常識」や「社会通念」といったものを身につけていると信じて疑わないが、そのような価値観では受けとめきれない表現をする人のことを指して「精神病者」や「精神障害者」と呼んでいるのかもしれない。

先の絵の作者は、病むことを経験して、絵を描くことへの執着心が増してきたという。「何億回、不安発作と自殺未遂をしたかわかりません」という彼は、どんなときも絵を描くことをやめなかった。入院した急性期病棟のなかで、強い薬で朦朧となり点滴と尿道カテーテルを着けられていたようなときも、また不安発作が治まらず身体拘束を受けていたときも、食事などで拘束が解かれる瞬間を見計らって絵を描き続けてきた。彼の絵に対する執着は生きることへの執着であり、今回の展示会の副題を借りれば、描くことはまさに「生命の証」であったのである。生きるための表現を続けてきた彼が心を病んでいるということ（あるいは病んできたということ）は、むしろ彼の表現と向き合う私たち一人ひとりが受けとめ、考えなければならない問題なのかもしれない。

事態はここまで深刻ではなくとも（あるい

はもっと深刻な人もいるかもしれないが）、今回展示された作品の多くも、自らの存在の意味と証を模索するかのような、切実で真剣な表現ばかりであるように思われる。第一回展に引き続き、今回も公募作品の審査会や諸々の準備を手伝わせていただく好機を得たが、これらの絵に触れるときは緊張に心が張り詰め、濃密な時間が流れていたように思われる。

優れた芸術表現は、人々の安易な想像力やお節介な意味づけを超えてみせるところにその魅力があるだろう。たとえば、一見陰鬱で暴力的な絵が、自らの心の〈闇〉を吐きだせるエネルギーと、それを受けとめてくれる仲間たちへの信頼に支えられた崇高な人間讃歌である場合も、また逆に一見明るく朗らかな絵が、孤独の内に抱えた〈闇〉を紛らわすための苦悶の絶叫である場合もある。

絵は平面に描かれた二次元的な芸術ではあるけれども、その表現は極めて複雑で多元的な場を土壌としてはじめて生まれてくるものである。今回の出展作品が生みだされた背景にも、個々の作者の語りつくせぬ思い入れや、各病院の努力など、まさに「無形の営み」の蓄積が存在するのであって、それは簡単に「解釈」できるほど単純なものではない。

ご来場いただいた方々には、是非とも、表現の意味や意図を一方的に「解釈」するのではなく、その表現が醸しだす存在感や雰囲気に「共感」することからはじめていただきたい。キャンバスの背後に沈潜する「無形の営み」にも思いを致すべく心を開いたとき、絵は、その複雑な表現の綾からにじみでる「声なき声」を伝えてくれるだろう。

［初出：第二回 心のアート展図録『生命の証――芸術の力、新しい使命』社団法人東京精神科病院協会、

二〇一〇年四月。原題のまま、本書収録にあたり一部表記をあらためた。〕

第四章

〈祈り〉をちぎる

江中裕子

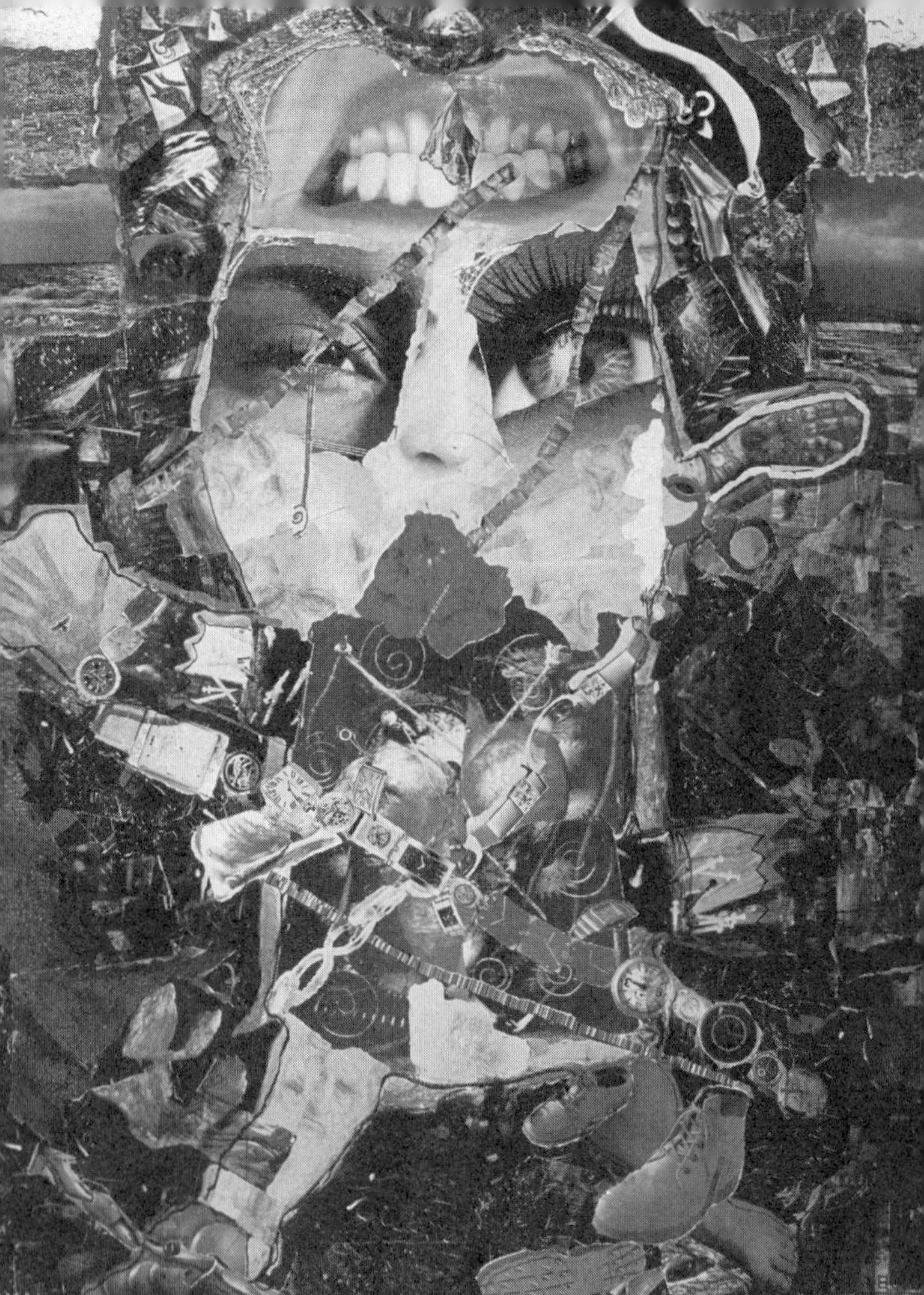

図版16　江中裕子『拘束』コラージュ、162×130.3cm、2004年

「犠牲」を信じられるか？

誰にでも、ときおり観返したくなる映画というものがあるのではないでしょうか。私にとってアンドレイ・タルコフスキー監督の『サクリファイス』（一九八六年）は、そのような作品の一つです。自らを「犠牲」に世界を救おうとした男性を描いた名作で、「映画の詩人」と呼ばれたタルコフスキー監督の遺作であり、代表作です。

言葉を呑むような映像美。夢と現実が入り組んだような幻想的な空間の連続。タルコフスキー作品を要約するのは至難の業ですが、腕まくりして紹介すると、概ね次のようになるでしょうか。

元俳優のアレクサンデルは、自分の誕生日に、世界を滅亡へと導く核戦争の勃発を伝えるニュースに直面します。通信が絶たれ、みなが不安と恐怖に慄くなか、彼はそれまで信じていなかった神に向けて、自分の持っているものをすべて捧げるかわりに世界を救ってほしいと願います（この場面でのアレクサンデル役＝エルランド・ヨセフソンの演技が秀逸です）。

世界を救うためには、「魔女」とされる女性（家政婦のマリア）と契らねばならないと友人（郵便配達員のオットー）から示唆されたアレクサンデルは、その言葉の通り女性と契ります。翌朝、アレクサンデルが目覚めると、そこは核戦争のことなどはじめから存在しなかったような、いつもと変わらぬ日常が繰り広げられています。

　アレクサンデルは神との約束を果たすために、自分の家に火をつけて焼きはらいます。「口を閉ざし誰にも何も申しません」[*1]と神に誓った彼は、自分がなぜそのようなことをしたのか家族や友人たちにも黙して語らず、「精神病院」へと向かう車へと押しこまれます。その後、映画は喉の手術で言葉を失い一言もしゃべらなかったアレクサンデルの愛息が、「〝初めにことばありき〟なぜなの、パパ？」と言葉を取り戻す場面で幕を閉じます。

　アレクサンデルは、神との約束を果たすために自分の家を焼きはらいました。彼のこの行為を、私たちはどのように受け止めればよいのでしょうか。世界の終末をたった一人で救った尊い「犠牲」でしょうか。あるいは単なる「狂気」の果ての愚行でしょうか。おそらく、多くの人は後者と捉えると思います。少なくとも、映画のなかの人物たちはそのように捉えています。

「狂気」の真に恐ろしい点は、「狂気」自体にあるのではなく、それへの共感や理解といったものまで「狂気」とされてしまうところにあります。彼は「口を閉ざし誰にも何も申しません」と神に誓いました。つまり、言葉をも捧げたわけです。結果として、アレクサンデルは理解者を得られない永遠の孤独のなかに落ちていきました。言葉を捧げる（＝失う）というのは、そのようなことでもあります。

しかしながら、このような孤独の深淵に落ちこんでいくこと自体、アレクサンデルが捧げた「犠牲」がいかに尊く重いものであったかの証になります。しかしながら（また「しかしながら」なのですが）、そのように彼のことを理解し、共感しようとすることも「狂気」とされてしまうでしょう。世界の重みを我が身に引き受けるとは、このような無限の円環のなかに落ちこむことなのかもしれません（作品のなかでは、ニーチェの「永劫回帰」という言葉がキーワードとして登場します）。

では、彼が落ちていった無限の円環は、どうすれば断ち切ることができるのでしょうか。おそらく、その一つの鍵が「信じる」ということなのだと思います。アレクサンデルのおこないが「犠牲」であるか「狂気」であるかは、私たちがどちらをどれだけ強く「信じる」かにかかっているのではないでしょうか。

先にも記した通り、この映画はアレクサンデルの愛息の印象的なセリフで幕を閉じます。この直前、彼は重いバケツを引きずって一本の枯木に水を与えていました。父の誕生日に二人で植えた「生命の樹」です。この樹を植えるとき父は愛息に、遠い昔、師の命に従って枯れかけた木に三年間毎日水を与え続けて生き返らせた若い修道僧がいたというエピソードを聞かせ、「ひとつの目的を持った行為は　いつか効果を生む」と伝えています。息子は、父から聞いたこの言葉を純粋に信じているのです。

もしかしたら、『サクリファイス』という映画は、私たちのなかにある「信じる」という気持ちの強度を試しているのかもしれません。私たちは、枯木に水を与え続ける息子と同じ強度で、誰かを「信じる」ことができるでしょうか。この映画を観返すたびに、私はそのように思わずにはいられません。

「医療」のなかのコラージュ

私たちは、全身全霊で、誰かを「信じる」ことができるでしょうか。あるいは、そのように誰かを「信じる」ことによって、世界を変えたり、救ったりすることができるのでしょうか。私にとって、タルコフスキー作品以上に、このことを考えさせてくれる人がいます。それが江中裕子さんです。この章では江中さんについて紹介し、彼女の自己表現の可能性について考えてみたいと思います。

江中さんは「コラージュ」という技法で、毎年のように大変な力作を生みだしています。説明するまでもないのですが、コラージュというのは、印刷物や写真、あるいは造形物や絵画作品など、性質の異なる素材を台紙の上に貼り合わせて新たな表現世界を作りあげていく絵画技法のことです。二〇世紀初頭、パブロ・ピカソなどの「キュビズム」の担い手たちがはじめた「パピエ・コレ」（フランス語で「糊づけされた紙」の意味）を源流とし、その後、マックス・エルンストなどの「シュールレアリスト」たちによって継承・展開された技法です。[*2]

コラージュは、鉛筆や筆を用いた描画に比べると、その哲学の部分が大きく異なります。後者が白紙という無の状態から、描線と着彩によって一つの表現世界を作りあげていく技法だとすれば、前者は素材となる写真や広告（それ自体完結している一つの表現世界）を破壊し、新たに再構築していく技法です。いわば破壊と創造が共存し、解体と構築が同時並行で進むという点に、この技法最大の特徴があると言えるでしょう。

コラージュは、やり方次第では、既成の素材を「切って貼る」だけで成り立つので、非常に手軽で簡便な表現技法です。そのため、近年ではコラージュをデイケアやＯＴ（Occupational Therapy＝作業療法）のプログラムとして採り入れている医療・福祉現場も少なくありません。印刷物や写真を組み合わせるという作業は、通常の絵画よりも親しみやすく、多人数による協働作業も比較的容易です。またほかの描画技法（たとえば油彩やエッチングなど）に比べて、管理・監督にあたるスタッフ（医療・福祉関係者）も特別な技術を必要としません。この点が広く受け入れられている要因と考えられます。

また精神科医療の現場でも、コラージュを治療や面接の補助として採り入れようとする試みがなされています。もともと技法自体が安易で身近なものであるため、精神科病院のなかでは古くから自然発生的に制作に打ちこむ患者もいたようですが、一九八〇年代の後半頃からは、「コラージュ療法」として理論化・体系化が試みられるようになりました。

特に、日本ではユング派の「箱庭療法」の代替として「コラージュ療法」がはじめられ、定着してきたという特異な経緯があります。「箱庭療法」には特別な設備が必要ですが、「コラージュ療法」は雑誌、広告、ハサミ、のり、画用紙など、どこにでもある素材でおこなうことができます。手軽で取り組みやすいこともあり、自身の抱えているイメージを言葉にするのが難しい患者やクライエントのために、表現の補助的・媒介的役割としての機能が期待されているようです。[*3]

江中さんがコラージュという表現技法と出会ったのも、入院した精神科病院のなかでした。しかしながら、それは右のような形でコラージュが採用されているデイケア室でもなければ、面接室でもありませんでした。むしろ、安全管理上、患者に様々な制約を課さざるをえず、その意味でアートや自己表現といった行為からは最も縁遠い場所である「急性期病棟」のなかでした。

江中さんがコラージュに出会い、希有な表現者となっていく経緯を説明するためにも、まずは江中さんが〈造形教室〉にたどり着くまでの道のりを振り返ってみたいと思います。

江中裕子の来た道

江中さんは、いままでに「統合失調症」「うつ病」「摂食障害」「強迫性障害」との診断を受けています。江中さんが抱えてきた生きにくさを知るためには、これらの病名について、ある程度の知識は必要だと思いますが、また一方で、これらの病名に関する医学的な知識を得れば、それだけで江中さんの自己表現の意味が解明できるというわけでもありません。

江中さんは三人きょうだいの長子として、東京に生まれました。出生時は逆子であったようで、本人は「世の中のことがさかさまに見える」と多少自虐気味に言うことがあります。「先天性肺動脈狭窄症」を持ち、体が弱く、幼少期には自家中毒や気管支炎を繰り返していました。小学校四年生のときには、日中体温があがり、頭痛がし、「自律神経失調症」と診断されています。

幼少期の江中さんは、「おしゃべりな子」であったといいます。しかし、単に快活というわけでもなかったようで、極度に過敏な感性も持ち合わせていたようです。本人にも理由はよくわからないようですが、たとえば野球選手がユニホームを着てプレイする姿や、人気歌手がヒット曲を歌う姿が「死にそうなくらい恥ずかしかった」ようで、それらをテレビで観ることさえできなかったそうです。

そんな江中さんには、ほかの人には見えない妖精のような存在が見えていて、いつも親しく遊んでもらっていたといいます。それが兄のような存在の「はっちゃん」と、「幼稚園の先生のような雰囲気のきれいな女性」であった「のばら先生」です。この

「のばら先生」は、就学前の江中さんに文字を教えてくれたそうです。江中さんは両親と外出した際、まだ習っていないはずの「たばこ」という看板の文字を読んでみせ、両親をひどく驚かせたことがあるといいます。

ほかにも、当時の江中さんの手のひらには小さな猫が住んでいました。時々、ご飯をあげようとして母に米を一粒のせてもらうのですが、その猫はあまりにも小さいため米粒の重みでつぶれてしまい、ひどく悲しくて泣き明かしたことがあったそうです。これらのユニークで愛らしい友人たちは、小学校二年生頃を境に現れなくなったといいます。

話は少し飛びます。江中さんは高校卒業後、特に希望するわけでもなく、周囲に流されるまま地元のガス会社に入社したのですが、配属された先が大変だったようです。そこは社内で最も厳しいと言われた部署で、あまりの激務のために出社一日目で辞めたくなったといいます。

「仕事がつらい」と親に相談すると、「三カ月は続けないと、どこに行ってもがんばれなくなる」と言われ、その言葉を信じ、胃けいれんで食事ができない状態になっても出社を続けたそうです。先輩社員からのいじめを受け、「もう限界」と何度も思ったそうですが、「いま辞めたらこの三カ月が無駄になる」という思いから「仕事の鬼」になったといいます。その後、江中さんは新工場に移るなどして、結局この会社に約一四年間勤め続けることになります。

江中さんが不調を感じはじめたのは、入社一二～一三年目頃からのようです。新工場に移り、仕事にも慣れ、楽しみややりがいを感じはじめていた頃、先輩社員の退職や新人の入社などが重なり、人間関係に悩む日が続いたそうです。その頃から、白い紙を見ているとぼんやりと絵が浮かんできたり、マンガ雑誌の表紙に何が描いてあるのかわからなくなったり、ということがあったようです。

ほかにも、「正夢」としか言いようのない夢をみたり、工場で一人当直していると誰かがいる気配を感じたり、「助けてー」という女の子の叫び声が聞こえたり、自分を罵る声が聞こえたり、といった経験をするようになりました。また、同僚に自分の言おうとしていることをすべて知られてしまっているように思えてならず、何も言えなくなってしまったといいます（後に江中さんは、この症状が「統合失調症」特有の「思考伝播」であると知るのですが、当時は「あたり前のことだと思っていた」ために、長らく診察医にも伝えずにいたようです）。

この頃から、江中さんは「汚物」に対する強迫的な観念が頭から離れなくなってしまいます。毎朝、通勤バスのなかでウトウトしていると、突然目の前に「汚物」が浮かびあがり、手を洗ってから仕事をするようになりました。ある日、歯科からの帰り道、突然路上で下着をおろして自分の肛門を触って手が汚れてしまったと思いこみ、そのことが頭から離れず、以来、強迫的に手を洗うようになってしまいます。

江中さんは、会社から帰宅するとバッグの中身をすべてだし、財布のなかの紙幣に至るまで何度も消毒することがやめられなくなります。手や持ち物を消毒しているうちに夜が更け、気がつくと翌朝になっていたそうです。出社のためにブラウスに着替える際には、ボタンを一つ留めるたびに「また汚いものを触ってしまったかも」という強迫観念が浮かんでしまい、また消毒を繰り返し、昼頃になってようやく出社して残業して帰るという日が続きました。

その症状はどんどんエスカレートしていき、「汚物」を連想させる茶色や黄色の染みなどにも、とても強い恐怖心を抱くようになったようです。街中ではガードレールの錆が恐ろしくて見ることができず、スーパーマーケットに入れば味噌売り場を歩くことさえできなくなりました。自宅にいても、何か一つの染みが眼に入ると、「その染みはきっと汚物にかかわるもので、その場に付着するまでに、あちこちを汚したに違いない」という考えが果てしなくふくらんでしまい、自分が歩いた場所、触った物を消毒して回ったといいます。

当然、仕事にも支障がでてしまいます。会社の上司から「頼むから休んでくれ」と言われ、江中さんは「もう仕事ができない」と絶望し、「うつ状態」となりました。ちょうどその頃、社内に同じように具合の悪い人がおり、その人の紹介もあって心療内科を受診したそうです。その後、都内にある某精神科病院に紹介され、「精神分裂病」（当時の病名）と診断されました。

〈造形教室〉との出会い

江中さんは幾度かクリニックを替え、またいくつかの精神科病院に半年から一年程度の入院を複数回経験しています。その時々で症状にも程度の差があるようですが、当初通院していたクリニックで「気が済むまで手を洗ってよい」と言われた際に、最も激烈に症状がでたようです。江中さんは一日中手を洗い続け、夜も眠れず、食事も摂れず、栄養失調で入院してしまうほど危機的な状態に至ってしまいます。手の皮はボロボロになってはげ落ち、肉が露出しても手を洗うことを止められず、手袋を着用したら、そのとき以来はずすことができなくなってしまいます。

その後、「森田療法」（生活療法の一種）をおこなう某病院に入院し、一時的に軽快しましたが、退院後に再発。同院への通院を継続していた頃、入院時に知り合った友人からストーカー行為をうけてパニックになり、一時的に幻聴・幻覚症状があらわれ、平川病院に入院することになりました。

江中さんが本格的にコラージュをはじめるようになったのは、この平川病院の急性期病棟に入院中のことでした。病棟内で知り合った友人が退院することになり、別の友人がお祝いの花吹雪を作るために雑誌を切り裂いていたのを目にし、何気なく「もっときれいな色で作ったら?」と話しかけたそうです。そのとき、江中さんは、地元のカルチャーセンターでコラージュを作った経験があることを思いだし、それを退院祝いにプレゼントしようと思いつきました。

当時の江中さんが入室していた急性期病棟は、安全管理の観点から、ナイフやハサミなどの刃物類を使うことができません。そこで江中さんは、それまで外すことのできなかった手袋を脱ぎ、雑誌を素手でちぎり、手をのりだらけにしてコラージュを作ったそうです。創作意欲とインスピレーションが止めどなく湧いてきて、ときには朝四時半におきてナースステーションの照明で制作するなど、たちまちコラージュに没頭したといいます。

ほかの患者たちからも注文が入るようになり、病棟内のちょっとした話題となった頃、医療スタッフから、病院内で安彦さんが主宰する〈造形教室〉が活動していることを知らされました。安彦さんも、すぐに江中さんに面会し、病棟の患者たちに配られた貴重な「江中作品」を集め戻したといいます(後日、あらためて複製を進呈したようです)。

発病以来、江中さんは一日の大半をベッドで過ごし(睡眠時には強迫観念に襲われないためだそうです)、「煙草を吸うひとときだけが楽しみ」という生活を送っていました。肉親からも「アンタはただの生き物」と言われ、「心が死んでいる状態」であったようですが、〈造形教室〉に通い、ユニークなメンバーたちに出会ったことで、新しい人生を歩みはじめることができたようです。

その後、「汚物」への強迫観念は、薬の影響もあって少しずつ落ちついてきているとのことです。江中さんに言わせると、「発想が広がらなくなった」という点が特に楽になったようです。それまでは、小さな染みを一つでも目にすると無限に「汚物」への恐怖感がふくらんでしまったようですが、最近はそういった発想が抑えられつつあるとのことです。

江中裕子の作品世界

江中さんは、毎年のように大作のコラージュを制作しています。その細い指から生みだされる作品は、とても不思議な世界です。江中さんのコラージュ作品の特徴を言語化するのはとても難しいのですが、強いて言えば、両極的な価値観が複雑に同居している点にあると言えるかもしれません。

繊細に切り取られた写真を大胆に配置するダイナミックな構図。眼を刺すような蛍光色と冷たく地味な暗色の組み合わせ。滑稽で可愛らしいモチーフと暴力や痛みを連想させる陰鬱なモチーフの共存など。一見、普通では相容れないような要素が、一枚のパネル上に不思議な形で混在しており、混沌と調和が共存しているのです。

ときおり、江中さんは自分の作品に、現代社会に対する鋭い批判をこめることがあります。たとえば、この章の冒頭にある『拘束』（152ページ）という作品では、中央に据えられた「心（心臓）」のモチーフの上を、貴金属や高級腕時計が×字に交差しています。本来、人を魅了し、憧れや羨望の念を引きおこす貴金属の輝きは、ここでは拘束具の冷たく無機質な光に姿を変えています。画面右下には、ブランド物の革靴で痛々しく踏みつけられた足が見えます。本来、靴を踏みつけるはずの足が、逆に靴に踏みつけられているのです。この作品は、金銭的な価値観に縛られて身動きができずにいる現代人に対する、江中さんなりの警鐘だと言えるでしょう。人がお金を使うはずが、いつしかお金が人を動かす事態におちいってしまうのです。

長らく、江中さんの制作に寄り添ってきた安彦さんは、彼女の作品をあえて「契り絵」「千切り絵」と呼んでいます。

ありとあらゆるところで探し蒐める自らの能動性、身辺の人たちが折々に持ち寄り、彼女に差し出してくる相互性。このように自己、他者、外界との繋り、関係がつくられていく準備過程が〝契り〟である。厖大な素材の中から、手が目に代り、目が手に代り、見た目では到底見えていなかった破片から発してくる気配に感応し、探り出し、素手の爪先でひたすら千切り、余分を剝ぎ取っていく。「千切る」の〝千〟は「十回」「百回」「千回」という数値で収まる回数ではなく、数かぞえることのできない、無限としての〝千〟なのだ。このようにして形造られていくギザギザな輪郭は特異な含みを孕む多角多重な破片として蘇生する。*4

たしかに、江中さんの創作活動を言い表すには、〈ちぎる〉という日本語の概念がふさわしいようにも思えます。安彦さんも指摘する通り、〈ちぎる〉という日本語は両義的な概念を含んでいて、とても興味深い言葉です。つまり、「裂く・切り離す」といった意味の〈千切る〉に通じる一方、「(二つ以上のものを)結ぶ・固く繋ぎとめる」といった意味の〈契る〉にも通じるのです。

江中さんは、膨大な量の雑誌、広告、写真から、自分が選びだしたモチーフを〈千切り〉、台紙という場に貼り合わせ、それぞれの断片を〈契り〉合わせていきます。その作業は、切り裂いた紙を台紙に貼り合わせていくという次元に留まるものではありません。江中さんのもとには、常々、その穏やかな人柄を慕う人たちから材料が持ち寄られます。ときには、〈造形教室〉の友人が描き損じて破り棄てた作品の一部が優しく再利用(＝再生)されることもあります。江中さんの〈ちぎり〉には、このような温かくほほえましい人間関係への〈契り〉も含まれるのです。

また一方、江中さんの作品には、ちょっとした毒気を帯びた〈千切り〉がこめられていることもあります。たとえば暴力や痛みを連想させる陰鬱なモチーフが使われたり、あるいは自身の処方薬を毒々しくペインティングして貼りつけたりといったラディカルな表現も見られます（図版17『進化』）。このような表現は、先述したような「コラージュ療法」の常識からすれば、必ずしも推奨されるものではないのでしょう。
この〈千切り〉に触発されるのでしょうか、展示会などで江中さんの作品に接した観覧者からは、「激しいエネルギーに圧倒された」「生命感の発露を感じた」といった感想が寄せられることが多いようです。観覧者の感想が、ここまで一定の方向に偏る作品というのは、とても珍しいです。
（口絵5ページの『閉じ込められても、閉じ込められても』は、江中さんの「自己像」ならぬ「他己像」〈他人から見た自分〉とのことです。厚いガラスに幾重にも覆われたなかに江中さん〈か細い花のうえにいる小さな女性〉がおり、「他人からこのように思われているんじゃないか」という考えを貼りめぐらせていったところ、最後は核爆発になってしまったそうです。）

「私の心と体は透明に思える」

ただ興味深いことに、江中さんご本人の創作に対する考え方は、観覧者から寄せられた感想とは、かなり距離があります。たとえば江中さんは、自身の創作活動について「それほど多くのこと（思い・気持ちなど）を（作品に）こめているわけじゃない」といいます。事実、江中さんは作品のテーマを〈造形教室〉の仲間たちからもらうことが多

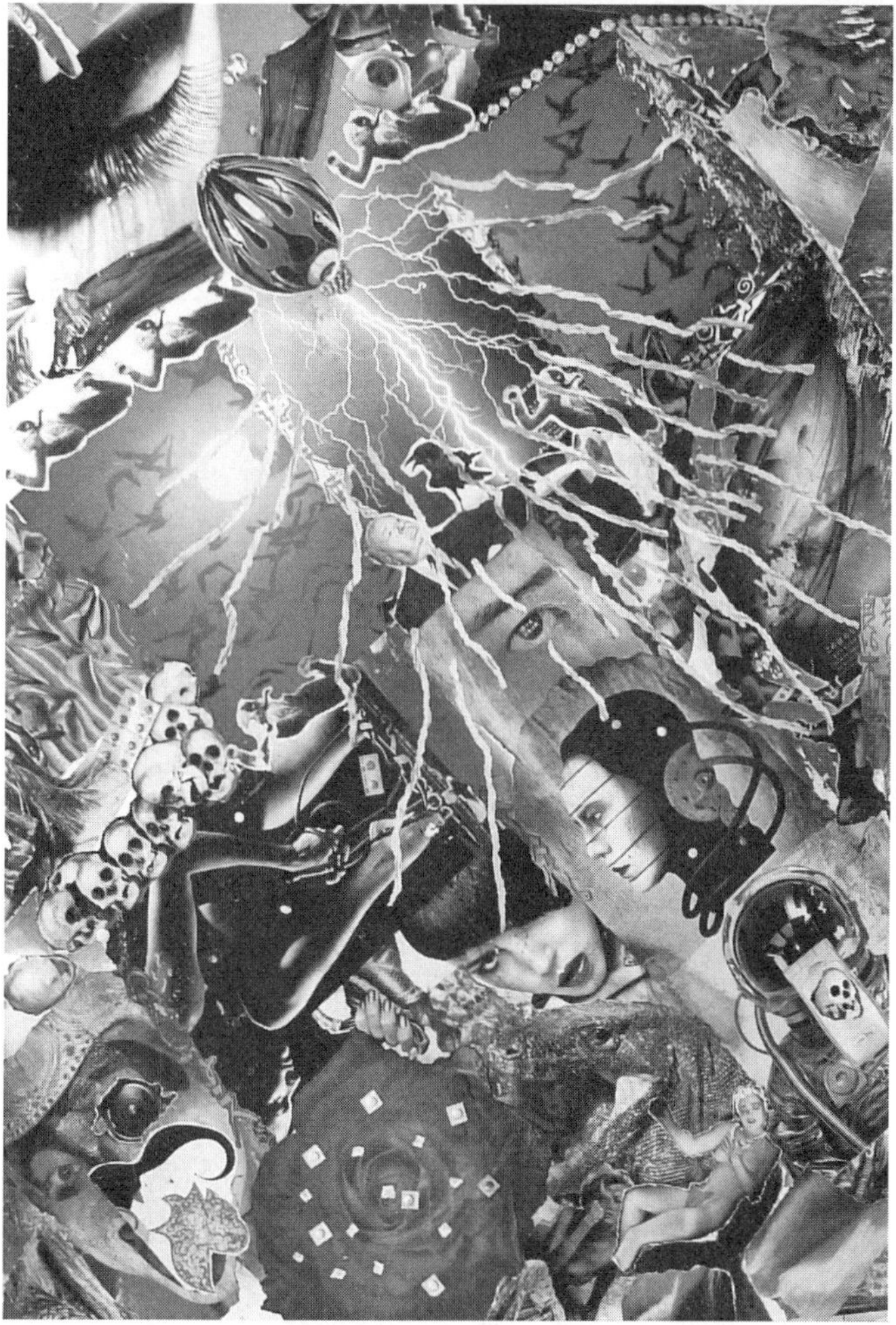

図版17　江中裕子『進化』コラージュ、103×72.8cm、2001年。下部中央、バラの上に処方薬が貼りつけられている。

く、場合によっては、作品の生命とも言うべきタイトルも友人に考えてもらうことがあります。

　また江中さんは、「私の心と体は私には透明に思える」[*5]という、とても意味深な言葉も残しています。これはご本人の言葉で補足すれば、「他人に自分が見えていないんじゃないかと思うときがある」「自分自身にも自分が見えないんじゃないかと感じることがある」「心がむきだしというか、身体のなかが空っぽのような感じ」「生きている感覚がないときがあって、自分の実在感がない感じ」ということのようです。

　このような言葉を聞いていると、観覧者たちが江中作品から感受した「江中像」と、江中さんご本人の間には、かなりの距離があるように感じてしまいます。

　誤解のないように断っておけば、江中さんの作品に「激しいエネルギー」や「生命感の発露」を感じた観覧者たちが「わかってない」などと言いたいわけではありません。観覧者が江中作品から感じたインスピレーションは、それ自体は決して誤りではないはずです。重要なのは、自分のことが「透明に思える」という江中さんから、これほど激しく迫力のある作品が生みだされるのはなぜかについて考えることです。

　私はここに、ささやかな仮説を提示してみたいと思います。江中さんの作品は、彼女の「心の中身」を表現しているのではなく、「自分の外にある心」を表現しているのではないでしょうか。あるいは、通常私たちが考えているような意味での自己の〈内〉

〈外〉という概念を超えた世界を表現しているのかもしれません。きっと、江中さんの「透明」な身体は、とても大切な何かを映しだしているのだと思います。

「自分が汚い」

〈造形教室〉に出会ったからといって、江中さんの病状や症状が全快し、問題がすべて解決したというわけではありません。江中さんは現在でも「何かにかき立てられる焦燥感」や「不安発作」を経験することも多いようで、以前から苦しめられている「自己嫌悪感」が消えたというわけでもないようです。

二〇〇五年、江中さんは友人間でのトラブルに遭遇した心的疲労から、「とにかく疲れたので二〜三日ゆっくり眠りたい」と、睡眠薬を多量に服用してしまいます。自死を企図したものではなかったようですが、発見が遅れたために「コンパートメント症候群」を発症し、右足に障害が残ってしまいました。このときの入院の様子や、江中さんを励ます〈造形教室〉の人たちのエピソードは、ドキュメンタリー映画『破片のきらめき』のなかで、とても印象深く映しだされています。

この『破片のきらめき』では、白い布手袋とビニール手袋を二重に着用する江中さんが登場し、ナレーションを担当した吉行和子さんの声で「つり革やドアのノブなど、多くの人が触れたものを不潔なものと感じ、触ることができない」という旨の説明がなされています。この説明を聞くと、いわゆる「潔癖症」と言われるようなものをイメージしてしまうのですが、これは江中さんに言わせると少しニュアンスが異なるようです。江中さんご本人の言葉に従えば、「汚いのは周りではなく、自分自身が汚れてしまっているという感じ」であり、過剰な消毒や手袋の着用は、外部の「汚れ」から身を守るためというよりは、むしろ「汚い自分が周囲を汚さないため」という感覚の方が強かったといいます。

江中さんから症状が激しかった当時のお話を聞いていると、「汚物」（を連想される色や染み）が外部から襲ってくるようなイメージで語られていることに気がつきます。その言葉だけを捉えるのであれば、たしかに「潔癖症」のイメージに近いのかもしれません。多くの人は、「潔癖症」という言葉に、「汚い周囲から自分を守りたいという意識が肥大化しすぎた状態」というイメージを抱くのではないでしょうか。

しかしながら、江中さんが抱いていた感覚は、「自分自身が汚れてしまっているという感じ」というものでした。江中さん自身、この「外部のものが汚い」と「自分が汚い」という強迫観念は「裏腹な感じ」であると言っています。

ある特定の色や染みに対して、過剰なまでに「汚物」を連想し、恐怖してしまう思考を、「強迫的な妄想」と説明することも一面では可能なのかもしれません。しかしながら、江中さんが感受している世界は（あるいは、江中さんがコラージュという表現技法で描きだす世界は)、そのような言葉で片づけられるほど単純でも簡単でもなく、特有の深みを備えたものであるように思えてなりません。その深みについて考えるために、もう少しだけ、江中さんが抱いている「裏腹な感じ」について考えておきたいと思います。

世界の〈汚さ〉を引き受ける

少し乱暴かもしれませんが、江中さんが抱いている「裏腹な感じ」というのは、もしかしたら〈汚い〉と〈汚さ〉という概念の違いによって、その一部を説明することができるかもしれません。

〈汚い〉という形容詞形の表現が示すのは、自己の内的な感覚にかかわる問題ではないでしょうか。たとえば動植物との接触や部屋の散らかり具合など、ある事物や状態を〈汚い〉と感じるかどうかは個々人によって大きく異なります。つまり、対象となる事物の属性が問題になっているというよりは、むしろ個々人の内的な感覚が問題となっているのです。

対して、〈汚さ〉という名詞形の表現が示すのは、自己の外的な事物の属性にかかわる問題です。仮に、「その川の水の汚さは大問題だ」といった場合、「川の水」の〈汚さ〉は自己の外部に存在し、その〈汚さ〉を他者と共有していることが前提となっています。[*6]

前者の内的な感覚表現が、必ずしも他者との共有を必要としているわけではないのに対して、後者の外的な属性表現は、他者との共有を前提としたうえで成立するという違いがあります。ここでいう〈内的〉〈外的〉とは、そのような意味として用いています。

おそらく、人は日常的に意識することもなく、この〈内的〉な感覚表現と〈外的〉な属性表現を使い分けていて、〈内〉と〈外〉の関係が崩れることはありません。たとえば「川の水が汚い」という場合、「川の水」の〈汚さ〉を〈汚い〉と感じているのであり、その〈汚い〉という感覚は「川の水」という外部の〈汚さ〉によって喚起されたものであって、決して自分自身が〈汚い〉という属性を有しているわけではありません。つまり、「川の水が汚い」と自分が感じたからといって、自分自身が〈汚い〉わけではありません。

江中さんが言う「裏腹な感じ」とは、この〈内〉と〈外〉の混濁した状態なのかもしれません。つまり、自己の外部の事物の属性として認識されるべき〈汚さ〉が、自己の属性として感受されてしまうという状態です。自分が感じた〈汚い〉という感覚が肥大化して、自分自身の存在を塗りこめてしまった状態、と言いかえてもよいと思います。

江中さんを強迫的にとらえていた「汚物」のイメージについて、私は次の二点に注目したいと思います。一つは、突然、脈絡もなく湧きあがってくるものだったという点。もう一つは、具体性を欠きながらも、しかし強烈なイメージであったという点。江中さんがとらわれていた「汚物」とは、もしかしたら、自己の外部の〈汚さ〉が、とても露骨な形で象徴化されたものだったのかもしれません。

症状が激しかった頃、江中さんは二四時間以上手を洗い続け、皮がむけ、肉が露出してもなお洗うことを止められなかったといいます。そこまでして江中さんが洗い流そうとしたものは、自分の手についたよごれなどではなく、むしろ自己の外部の〈汚さ〉だったのかもしれません。

つまり江中さんは、自己の外部の〈汚さ〉という属性を自分が身代わりとなって引き受けていたのではないでしょうか。更に踏みこんでいえば、その〈汚さ〉とは、この世界に存在するすべての〈汚さ〉だったのかもしれません。江中さんは、世界が負わされた〈汚さ〉という属性を自らの内に投影し、その細く小さな身体を傷つけてまで洗い流そうとしていたのだと思います。

『喜怒哀楽』

私の論はひどく飛躍し、不合理かもしれません。ただ、お断りしておきたいのは、私はいま感性が不合理だとされ、そのために「精神病者」という否定的なレッテルを貼られてしまった人の、その感性のとても創造的で、測り知れないほど優しい一面について語ろうとしているのです。

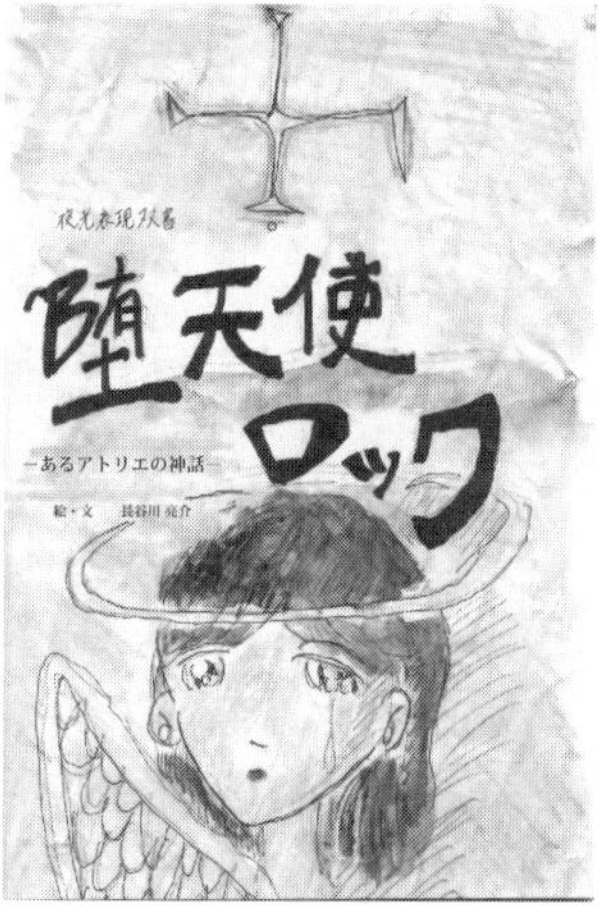

図版18　長谷川亮介『堕天使ロック』表紙

その一面について考えるとき、江中さんの「ソウルメイト」である長谷川亮介さんの言葉が、私にはとても重要なものに思えます。長谷川さんは、江中さんの多量服薬に衝撃を受け、いてもたってもいられず、彼女を励ます創作絵本『堕天使ロック――あるアトリエの神話』を一晩で描きあげます（図版18）。

　このなかでは、江中さんは太古の昔に「夢や希望のかすみ」を食べて生きていた「フェアリー族」の生まれ変わりとされており、「人の心の傷を自分の事のように感じ、自分の心の中にある醜さを、極端に嫌」う人物として描かれています。「フェアリー族」とは、江中さんの感性について、おそらく最も的確かつ親密に言い当てた表現かもしれません。この文章の論旨に合わせて言いかえれば、「フェアリー族」とは、世界の不幸を自らの不幸として受け止め、贖おうとする人のことなのでしょう。

私も、長谷川さんほど的確にというわけにはいきませんが、江中さんの作品について、もう少しだけ言葉を足しておきたいと思います。

江中さんの創作活動を傍から眺めてきた経験知を総動員して、江中作品の神髄を伝える作品を一点あげるとするならば、私は口絵6ページの『喜怒哀楽』をあげたいと思います。この作品は、人間の心の様相をまるで曼荼羅のような形で構成した大変な力作です。

『喜怒哀楽』は、大きく四つのパートによって構成されています。作品向かって左上には、「マングローブの森」「夕焼けの浜辺」「イルミネーション」「貴金属と宝石」「星空」など、繊細な光のモチーフによって構成された〈喜〉のパートが配置されています（写真では見えにくいのですが、「夕焼けの浜辺」の箇所に「喜」の文字がコラージュされています）。

左下は、印象的な「般若の面」「キャットスーツの女性」など、睨みつける眼のモチーフを中心にして、川面に映った「原爆ドーム」などが配置された〈怒〉のパートです（同様に、「キャットスーツの女性」の右肩に「怒」の文字がコラージュされています）。

右上は、「涙を流す子どもの顔」「瞳を閉じる女性像」「象と子ども」など、セピア色の素材が印象的に織りこまれた〈哀〉のパート（「女性像」の首筋に「哀」の文字がコラージュされています）。右下には、「少年誌の表紙の集合」「南国の砂浜」「グランドキャニオンの青空」「オーロラ」など、やわらかく丸みを帯びた光のモチーフによって構成された〈楽〉のパートが配置されています（「少年誌の表紙」の箇所に「楽」の文字がコラージュされています）。

もちろん、人間の心は〈喜〉〈怒〉〈哀〉〈楽〉の四つの様態に分けられるほど単純でも簡単でもありません。また「泣き笑い」などの表現があるように、ある感情とほかの感情との間も画然と分割できるわけではありません。この作品も、一見すればわかるように、各パートの境界は極めて曖昧で、また複雑なつながり方をしています。

たとえば、〈怒〉のパートに見られる「原爆ドーム」と「ゴジラ（の後ろ姿）」の近接的な配置は「核兵器」からの連想だと思われますが（ゴジラは水爆実験により太古の眠りから目を覚まし、東京に上陸するという設定です）、そのゴジラは〈楽〉のパートを構成する南国の美しい浜辺に上陸しているかのように構成されています。

また、〈喜〉と〈怒〉のパートの中間に、アフリカの民族紛争を伝える報道写真から切り取られた「頭を撃ち抜かれた子ども」が配置されています。この子どもの死を〈喜〉と解釈することはできませんが、かといって命絶たれた虚ろな目からは〈怒〉というエネルギーを感じ取ることも難しいです。子どもの命を無残な形で奪った政治情勢や社会状況への〈怒〉と解釈することもできなくはないのですが、それにしては、この子のまなざしは〈怒〉を構成する人々の鋭い眼光とは異質でありすぎます。もしかしたら、この命絶たれた虚ろなまなざしは、感情的に分類・整理などできないものとして〈喜〉と〈怒〉の間に打ちこまれたのだと考えるべきなのかもしれません。

ところで、この作品のタイトルでありテーマでもある『喜怒哀楽』とは、江中さん自身の発案ではなく、安彦さんによる提案だとのことです。テーマやタイトル自体は提示されたものかもしれませんが、私は、それぞれの感情の表現の仕方に、江中さん特有の世界観が表れているように思えるのです。

人間の心の様相は、基本的にはポジティブな側面とネガティブな側面とに分かれます。もちろん、両者は混然一体となって人間のなかに渦巻くことに意味があり、陰と陽を画然と切り分けることなどできませんが、便宜的に整理すればそのようになるのだと思います。

それを踏まえたうえで、この作品を観ると、ネガティブな部分（〈怒〉〈哀〉）は主に人間の図像によって表現されているのに対し、ポジティブな部分（〈喜〉〈楽〉）は主に自然現象によって表現されていることに気づかされます。

人間の心の様相というものを考えるとき、江中さんにとっては、ポジティブなものは人智を超えた自然からの恩恵として与えられ、ネガティブなものは人間自身が生みだしていくものとして捉えられているのかもしれません。あるいは、ネガティブなものの方が「人間味」や「人間臭さ」のようなものを感じ、リアリティを覚えるということも考えられます。

そして、人間が生みだすネガティブな感情に対し、人間である私たち自身がどのように向き合っていくのかという点にこそ、江中さんの自己表現の核心的なテーマがあるように思えてなりません。

〈哀しみ〉や〈憎しみ〉は誰が引き受けるのか

先ほどの〈汚い〉と〈汚さ〉の議論を思いだしてください。この『喜怒哀楽』でも、同様の意味で〈内〉と〈外〉が複雑に交差しているのかもしれません。つまり〈喜ばしい〉と〈喜び〉、〈哀しい〉と〈哀しさ（哀しみ）〉、〈憎い〉と〈憎さ（憎しみ）〉、〈楽しい〉と〈楽しさ（楽しみ）〉は、それぞれ重要なニュアンスの違いを含んでいるのです。

前者は〈内的〉な表現であり、後者は〈外的〉な表現です。通常、自己表現としてのアートとは、表現者の〈内的〉な感情を発露させた形で生みだされることが多いのですが、この作品に関しては、むしろ江中さんの〈外的〉な感情が表現されていると思われます。つまり、この『喜怒哀楽』という作品は、世界に存在する〈哀しみ〉や〈憎しみ〉といった感情が、江中裕子という一人の小柄な女性の身体を通過してキャンバスの上に貼りつけられているのではないでしょうか。

江中裕子さんという人物と接していると、この人には、もしかしたら人間の〈哀しみ〉や〈憎しみ〉といった感情が、ある質量をもったものとして見えているのかもしれないと思うことがあります。つまり、この世界には、まるで「質量保存の法則」のように一定量の〈哀しみ〉や〈憎しみ〉が存在しており、人々はそれを分け合ったり押しつけ合ったりしながら生きているのかもしれないと思えるのです。

たとえば、いまも世界では各地で紛争がおこり、測り知れない不幸を生みだしていますが、それらの多くは貧しい途上国を舞台としています。なかには豊富な天然資源の利権争いから発生しているものも少なくありません。そして、その資源は一部の先進国の豊かな生活を支えているわけです。

富める国の子どもの顔から一つの〈哀しみ〉の影が消えたとき、それはこの世界から消失してしまったのではなく、めぐりめぐって、貧しい国の子どもの涙となって流れ落ちているのかもしれません。また、貧しい国の子どもの目が〈憎しみ〉の炎で色づくことによって、富める国の子どもたちが誰かに優しいまなざしを送れるのかもしれません。だとしたら、この消すことも、なくすこともできない〈哀しみ〉や〈憎しみ〉は、誰が請け負えばよいのでしょうか。そんな不幸で理不尽な役回りを、誰が引き受けようというのでしょうか。

もしかしたら、『喜怒哀楽』という一枚は、この途方もないことを目指した作品なのかもしれません。かつて江中さんは、自分の手を洗い続けることで、世界の〈汚さ〉を洗い流そうとしました。現在の江中さんは、コラージュによって世界に存在する〈哀しみ〉や〈憎しみ〉を〈千切り〉、キャンバスの上に貼りつけているのではないでしょうか。そのことによって、どこかで、誰かの〈哀しみ〉や〈憎しみ〉が少しでも薄らぎ、軽くなってくれることを願っているのかもしれません。この章のタイトルとした〈祈り〉とは、そのような意味です。

まるで大海の水をスプーンで汲み取ろうとするかのような試みかもしれませんが、私には、江中さんのコラージュが、そのような重みを引き受けているように感じられてなりません。

「信じる」ことの力

この原稿を書くために、江中さんには、何度も何度もお話を聞かせてもらいました。といっても毎週顔を合わせていたので、かしこまったインタビューという形ではなく、日々の雑談のなかで言葉を交わしてきたという感じです。

江中さんは、自分にとっての〈癒し〉のイメージを言葉にするのが、とても難しそうでした。本木さんや実月さんは、とても深みのある言葉で自分なりの〈癒し〉のイメージを具体的に語ってくれたのですが、江中さんは少し事情が異なるようです。

もしかしたら、江中さんにとって〈癒し〉というものはないのかもしれませんし、あるのかもしれません。何だかとても無責任な言い方のようですが、でも、確かにそう思うのです。正確に言えば、江中さんにとっての〈癒し〉とは、江中さんだけの問題ではなく、きっと私たち一人ひとりの問題でもあるのだと思います。

たとえば、海の水をスプーンで一杯すくいあげたとき、海の水の量は「まったく変わらない」とも言えますし、「確かにスプーン一杯分は減ったのだ」とも言えます。それは、私たちがどちらを「信じる」かの問題です。おそらく江中さんにとっての〈癒し〉も、これと同じことなのだと思います。

江中さんのコラージュと出会った私たち一人ひとりが、「世界は何も変わらない」と信じれば、江中さんに〈癒し〉はありません。しかし、「どこかで誰かの〈憎しみ〉が薄らぎ、どこかで誰かの〈哀しみ〉がやわらいだかもしれない」と信じれば、江中さんに〈癒し〉が訪れているのでしょう。江中さんの作品は、そのように「信じる」ことの大切さを、観る人に伝えようとしているのかもしれません。

註

1 アレクサンデルの言葉の引用は、DVD『サクリファイス（スペシャル・エディション）』（紀伊國屋書店、二〇一〇年、日本語字幕＝清水俊二）によりました。

2 種村季弘「エルンストの擬挽——コラージュとフロッタージュの発見」『総特集 シュルレアリスム』（『ユリイカ』臨時増刊号、八巻七号）青土社、一九七六年六月、一八八－一九九頁。キャンバスのなかに異物を持ちこみ、その異質性や不連続性によって表現のダイナミズムを生みだすコラージュは、「遠近法による均質で連続したイリュージョン的な空間を提供してきた、ルネサンス以来の絵画システムを、根本的に問い直すことを可能にし、今日に至るまで多岐にわたって展開されてきた、豊穣な可能性の地平を切り開いた」というのが、美術史上の評価のようです（河本真理『切断の時代——20世紀におけるコラージュの美学と歴史』ブリュッケ、二〇〇七年、五頁）。

3 「コラージュ療法」が「箱庭療法」の代替として導入された歴史的経緯については、森谷寛之『コラージュ療法実践の手引き——その起源からアセスメントまで』（金剛出版、二〇一二年）に詳しく紹介されています。ほかにも「コラージュ療法」については下記の書籍を参照しました。杉浦京子『コラージュ療法——基礎的研究と実際』川島書店、一九九四年。今村友木子『コラージュ表現——統合失調症者の特徴を探る』創元社、二〇〇六年。

4 安彦講平「自己慰安としての契り・千切り絵」『江中裕子作品集』夜光表現双書、行人舎、二〇〇六年。

5 江中裕子「心の居場所」『第11回〝癒し〟としての自己表現展』（二〇〇二年一一月六日～一〇日、八王子市中央図書館）冊子文集、頁記載なし。

6　もちろん、この「〈汚さ〉という属性」とは、ある事物のなかに物理的で実体的な形を伴って内包されているというわけではなく、あくまで社会的・文化的に構築された価値観や概念のことを意味しています。

コラム　心病む人たちの芸術活動

『破片のきらめき――心の杖として鏡として』（監督・高橋愼二）は、東京都八王子市にある精神科病院（平川病院）のなかで、一九九五年から営まれている〈造形教室〉の活動を記録したドキュメンタリー映画である。この映画は六〇分の短編作品として制作され「文化庁映画賞優秀映画賞」（二〇〇五年度）を受賞し、その後八〇分版に整えられ、「第一四回ヴズール国際アジア映画祭」（仏・〇八年）でドキュメンタリー部門最優秀作品賞を受賞した。

〈造形教室〉を主宰する安彦講平は、六八年から約四〇年にわたり、精神科病院のなかで心を病む人たちと共にあゆんできた。その理念は近年よく目にする「芸術療法」や「アートセラピー」とは異なり、「参加者が主体的にアトリエに集い、外から与えられたり指導されたりするのではなく、身をもった自由な自己表現を通じて自らを〝癒し〟、また支えていく営み」を大切にしたものである。映画はこの〈造形教室〉を舞台に、心病む人たちが芸術を生きる支えとし、安彦と共にあゆんだ一〇年間の営みを映しだす（なお安彦の〈造形教室〉は平川病院以外にも、東京足立病院〔足立区・六八年〜現在〕、丘の上病院〔八王子市・七五〜九五年〕、袋田病院〔茨城県久慈郡・〇一年〜現在〕でも営まれている）。

優れたドキュメンタリーは、無限の世界を切り取って有限のフィルムに完結させるものではなく、むしろ有限のフィルムを通して、切り取りえない無限の世界への関心をかき立てるものである（たとえば土本典昭のフィルムが水俣の無限の苦難を伝え、彼の地に対する人々の心をかき立てたように）。『破片のきらめき』は現在も各地で自主上映中なので、詳細な内容紹介は慎まなければならないのであるが、不都合のないと思われる範囲で概略を示し、このフィルムにかき立てられた筆者自身の思いを綴ろう。

二〇代で発症して以来、何度も入退院を繰り返してきた男性は、かつて鍵と鉄格子に固められた保護室へ収容されたつらい体験を描いている。絵具を幾重にもキャンバスに叩きつけ、鉄格子の向こうにあるはずの光へと身体ごとぶつかっていくかのようなその作品は、観るものの網膜を切り裂かんばかりの迫力を感じさせる（45ページ『幸への黒い扉』）。

どんな些細なことでも確認せずにはいられない強迫症状に苦しむ男性は、はじめ色彩豊かなパステル画を描いていたが、ある日を境に自分の苦しい症状を描きはじめた。「宿痾シリーズ」と題された一連の作品は、陰鬱な色彩と内容のために重く息苦しい印象さえ受けるが、しかし本人は症状を絵にしてしまうことで、薄紙をはぐように病苦が軽減しつつあるという（口絵1ページ『風呂場を確認する男』）。

強迫性障害をもつ女性は、吊革やドアノブなどを不潔と感じて手袋をはずすことができないが、〈造形教室〉にいるときだけは素手でコラージュ（千切り絵）を作ることができる。コラージュは雑誌の広告やグラビアなど、すでに完成して自立した世界を切り取り、集め、再配置する画法である。それは白紙（つまり零）から画家独自の世界を創りあげていく他の画法と異なり、既成の世界を画家が組み替えていく作業である。彼女の小さな体から生みだされるコラージュは、この閉塞感に満ちた社会を解体する彼女自身の天地創造である。

三〇年以上におよぶ入院生活に人生をあきらめかけていた七〇代の男性は、〈造形教室〉と出会うことで生きる希望を取り戻し、絵が社会的に評価されるか否かは度外視して、描くことが自分の役割であると決意する。彼が描く幾何学的な文様は、人類の数千年におよぶ進歩の歴史をさかのぼり、人間がまだ〈原形〉のまま生きていたであろう太古のアニミズム的世界をよみがえらせるかのようである。

アトリエの先輩たちのように上手く描けないことに悩む男性は、うつ症状での入院から復帰した後、自宅で再生の証ともいうべき作品を描きあげてくる。しかし、ゴッホの色彩にルオーの描画法を合わせたような独特で愛らしいその絵の背後にも、彼の暗く陰鬱な気持ちが貼りついているのだという。

一〇〇号を超えるキャンバスを載せたイーゼルが立ち並び、スクリーンからも油絵具の匂いが伝わってきそうな〈造形教室〉は、一瞬そこが病院内であることを忘れさせ、美術大学の一室にいるのではないかと錯覚するほど特異な光景である。筆者は研究のために医療機関や福祉施設を訪れることが多いが、財政の効率化とリスクマネジメントが強く求められ、患者や利用者ばかりでなく職員からも窒息感が漂う時世にあって、かくも自由で創造的な空間が残されていることを目の当たりにし、正直驚きを禁じえない。ただしこの場が決してユートピアなどではなく、病院、〈造形教室〉スタッフ、参加者たちの語りつくせぬ有形・無形の努力によって支えられている、かけがえのない特別な場であることに

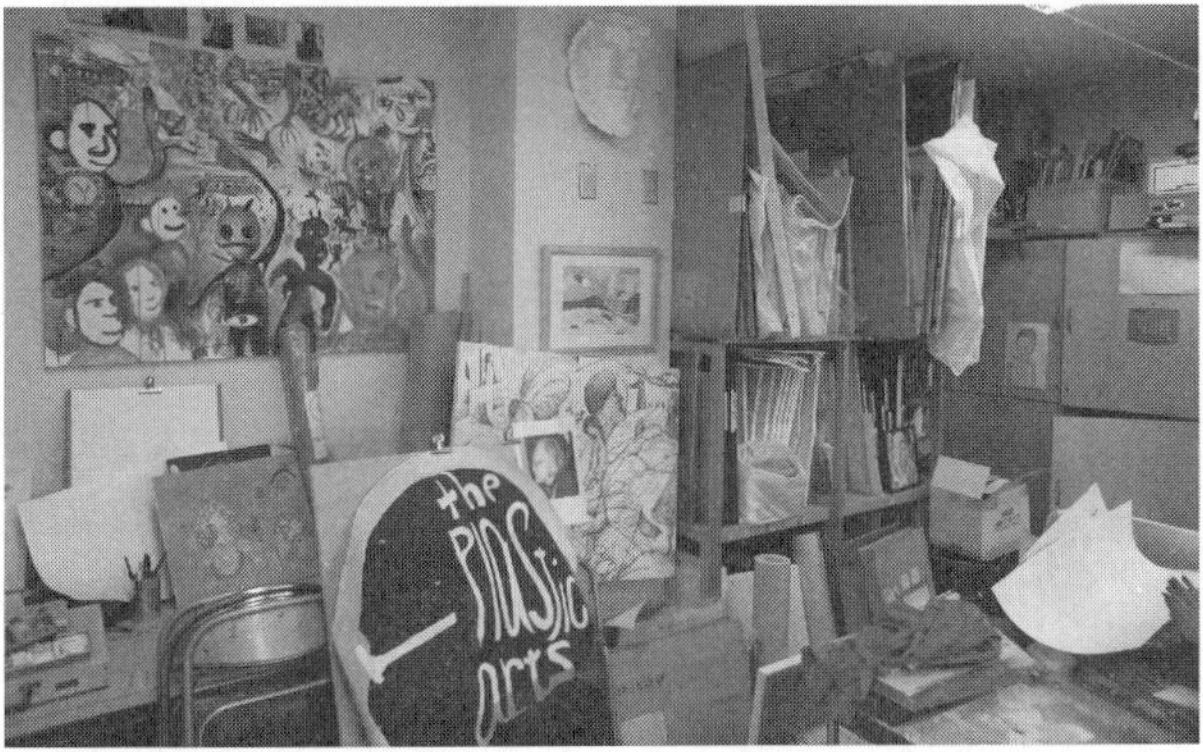

〈造形教室〉の壁面。完成した作品も、制作中の作品も、この場の大切な「参加者」なのかもしれません。

は留意しておきたい。

人間は効率性や合理性を追求して疾走するばかりでは生きてはいけず、よそ見したり立ち止まったりと、非効率で不合理な部分もあわせ持ってこそ窒息せずに生きていける。〈造形教室〉のように〈息つく場〉を営む良識の火が、この社会のなかに灯り続けることを心から願う。

この映画を見ていると、そこに映しだされる人々のことは、「患者」ではなく「病む者」と呼ぶ方が相応しいように思えてくる。「病む」ことと「患者になる」ことは異なる。「患者になる」とは、一過的に医療や医学に我が身の管理をゆだねることである。そこでは治療によって病気を除去することが最終目標とされ、自力で病気に対応することは慎むべき事柄とされる。対して「病む」とは、病気を自分の一部分と認めて継続的に共生していくことである。それは主体的に苦しみと向き合うことでもあり、生きることそのものが最終目標とされる。おそらく両者は共に必要なことであり、バランスよくあわせ備えてこそ、この苛酷な現代を生きていけるのだろう。

なお安彦自身は、たびたび〝癒し〟という言葉に触れている。〝癒し〟とは人が自らの苦しみと向き合い、表現を通じて外部へと放出することで生きる支えを見出していく営みであるという。また人が自らを〝癒し〟ていく営みは、そこに寄り添い共にあゆむ人をも〝癒し〟ていくのであり、自分という殻を超えて波及する作用でもあるという。

医療技術の発展は、治療しうる病気の幅を格段に広げた一方、人々が病気と主体的に向き合う機会をせばめ、病気と生きるための内面的な成熟を顧みてこなかったのではないか。〈造形教室〉で描かれた作品からは、自分の心を医療の管理にまかせきってしまうのではなく、その苦しみや痛みも含めて、自分自身の一部としていとおしみたいという願いが読み取れるように思える。

［初出：原題「文学に見る障害者像　心病む人たちの芸術活動――映画『破片のきらめき――心の杖として鏡として』」『ノーマライゼーション――障害者の福祉』二九巻一号、財団法人日本障害者リハビリテーション協会、二〇〇九年一月。本書収録にあたり改題のうえ、一部修正を加えた。］

コラム「きらめく破片」たち

この社会の現状と行く末に、言いようのない閉塞感と不安感を覚える人は少なくないだろう。私自身もときおり、漠然とした（でも確かに存在する）生きにくさを感じて気持ちが滅入ることがある。そんなとき、安彦講平たちの活動を記録した映画『破片のきらめき――心の杖として鏡として』のことを思いだす。

安彦は一九六八年に東京足立病院で〈造形教室〉をはじめて以来、現在に至るまで、精神科病院内で心を病む人たちと自由に絵を描く場を営んできた。いまでは「芸術療法」や「アートセラピー」という言葉も珍しくないが、安彦が活動をはじめた頃は、そもそも「精神科の患者が絵を描く」こと自体、ほとんど想定外のことであったという。

「芸術療法」や「アートセラピー」は、診察や治療の一環として専門家（医療者）の管理・指導のもとになされることが多い。アートはパトスの表出である。したがって、ナイーブな部分を抱えた患者の心に過度の負担がかからぬよう医療者が注意をはらい、場合によってはテーマや画材なども指導・選定すべきであるとの判断がなされることもある。

それに比べると、安彦の活動は少し様子が異なるようである。安彦は「参加者が主体的に集まり、外から与えられたり指導されたりするのではなく、身をもった自由な自己表現を通じて自らを〝癒し〟、また支えていくこと」を大切な理念に掲げている。事実、彼が主宰する〈造形教室〉では、いかなる絵を描くことも、また描かないことも、基本的には自由である。

映画は、個々の参加者たちが苦しみ葛藤しながらも、どこか朗らかに絵を描く不思議な空気をやわらかに映しだす。参加者たちも実名で登場し、それぞれが抱えるテーマ〈心の問題〉について、自らの言葉と絵筆で必死に語ろうとする姿が胸を打つ。もちろん、生みだされた作品も圧倒的な迫力である。

映画の表題は、〈造形教室〉の参加者から作品へのコメントを求められた安彦が、ちりばめられた絵具を指さしながら「破片がきらきらとするようで美しい」という旨の言葉をかけた場面からつけられたものであろう。「破片のきらめき」という言葉は、不完全な部分を抱えながらも小さく光って見せる、一人ひとりの個性の隠喩でもある。何とも絶妙なこのタイトルは、映画の表題という固有名詞の枠を超えて、現代の生きにくい社会を見つめ直す一つのきっかけを与えてくれるようにさえ思われる。

実は、筆者は縁あって安彦講平という人物を多少知っている。安彦は独特の存在感を持つカリスマであることに違いはないが、しかしそれも正確な表現ではない。あえて表現すれば「小さなカリスマ」である。彼が〈造形教室〉の人たちを導く様子は、群衆を背負って「光り輝く目的地」をめざす「大きなカリスマ」の姿とはほど遠い。むしろ安彦は、悩み、迷い、立ちどまり、仲間に助けられて右往左往しながら、「もう少しだけ明るい場所」を探して歩き続ける等身大のカリスマであり、彼自身も「きらめく破片」の一つなのである。

ふと思うのだが、このような人たちが放つ「破片のきらめき」を、こんな時代だからこそ見直してみてもよいのではないか。現在のように閉塞感の漂う時代では、どこかから救世主が現れて、この重い空気を劇的に刷新して欲しくなる。「競争化社会」と言われるわりには「競争」の果てに明るいゴールがあるとも思えない。がんばっても報われることのない不安と不満は誰にとっても耐えがたい。そんなとき、進むべき目的地と闘うべき敵を力強く指し示してくれる絶大なカリスマを待望してしまうのは、自然な人情なのかもしれない。

しかしながら、たとえば太陽が昼と夜という強烈なコントラストを生みだすように、一つの大きな光源は世界を明るく照らす反面、冷たく色濃い影も作ってしまう。自分が運よく陽のあたる場所を割り当てられればよいが、そんな都合のよい保証などどこにもない。陽のあたる場所を得られた者は、自分を包む幸福感が日陰の者を見下す優越感と隣り合わせであることに気づかないかもしれない。逆に日陰を割り当てられた者は、劣等感と背中合わせの絶望感を抱えながら、陽のあたる者を妬まないわけにはいかなくなるだろう。

個人的には、一つの巨大な光源に頼る世界よりも、弱いながらもいくつかの小さな光源を大切にするような世界の方に惹きよせられる。小さな光の破片が散らばりつつ、それなりにきらめいている世界は、全体的にはぼんやりと薄暗いかもしれない。しかし、それぞれの破片が作りだした影を互いに打ち消し合いながら、それなりの光を放っている社会の方が、はっきりとした影を作りにくいのではないかと思うのである。

普段は気づきにくいが、この社会には破片のようにきらめく小さなカリスマたちが意外に多い。筆者は研究の都合上、福祉関係のN

POや関連団体にたずさわる人と接する機会が多いのだが、功利性やコストパフォーマンスなどという価値観からはほど遠い世界で、窮屈な福祉制度にもみくちゃにされながら、愚痴と涙と疲れた笑顔をこぼしつつがんばる彼らの姿は、まさしく「破片のきらめき」である。

彼らは多くのことを望んでいるわけではなく、「それなりの世の中で、それなりに生きていくこと」を求めている。「それなりに生きていくこと」にも大変な努力が必要とされることと自体、この社会の閉塞状況の表れなのかもしれないが、そのなかできらめき続ける破片たちがいることは一つの希望でもある。大きな光の到来を切望することよりも、すぐとなりで「きらめく破片」を見出す感受性を働かせることの方が、この生きにくい時代を生きのびるための鍵になるのかもしれない。

［初出：『新潮』二〇一二年七月号、新潮社。原題のまま、本書収録にあたり一部修正を加えた。］

第五章

〈疼き〉をほりおこす

杉本たまえ

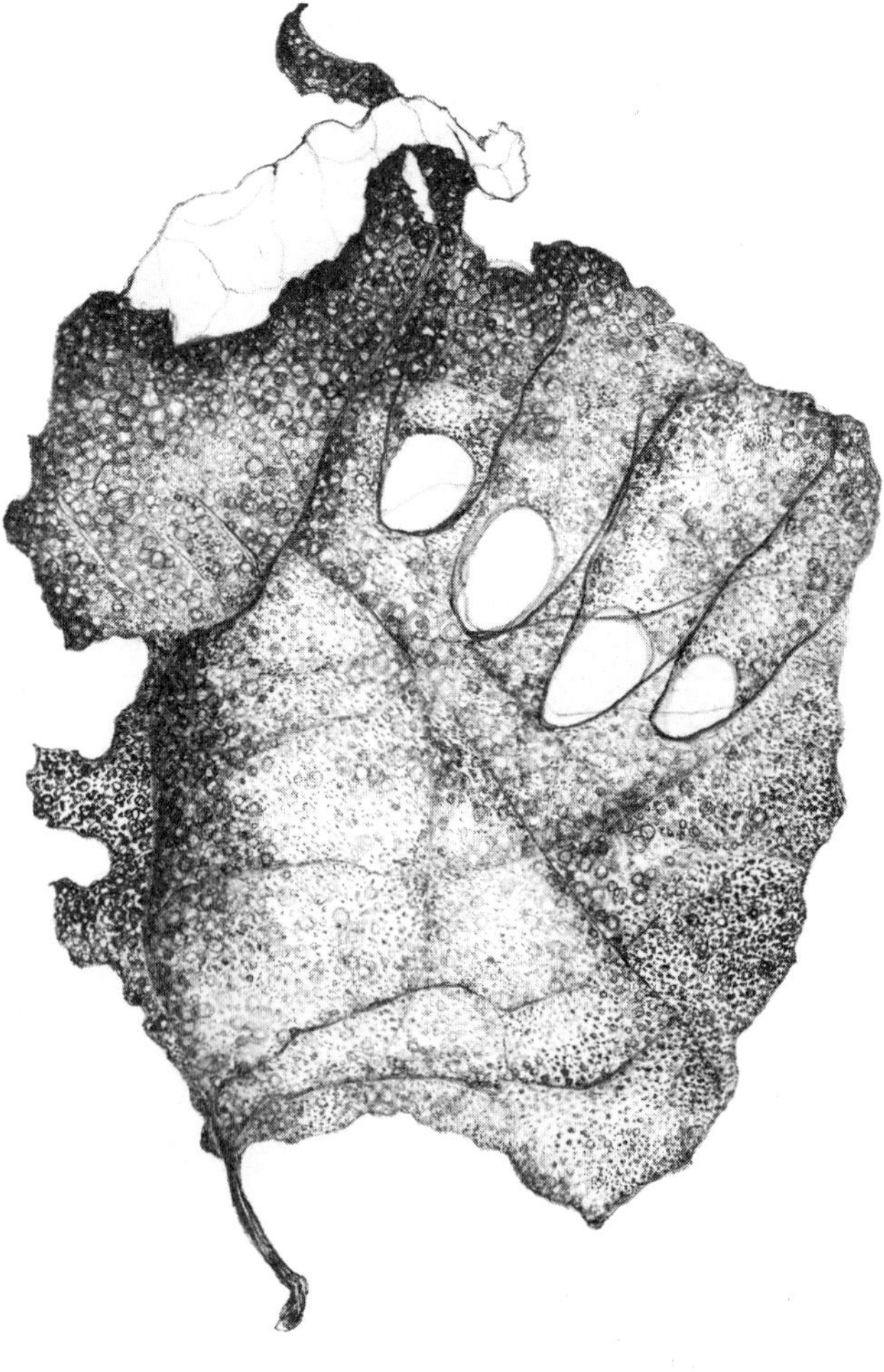

図版19　杉本たまえ『葉の中の宇宙――指』鉛筆、14.8×10㎝

痛みの表現者

二〇一一年一二月一七日から二〇一二年三月一八日にかけて、横浜美術館（神奈川県横浜市）で開催された「松井冬子展――世界中の子と友達になれる」は、私にとって忘れられないアート展の一つです。

それまでにも、松井さんの作品を直接・間接に目にする機会がなかったわけではありませんが（はじめて観たのはいつだったか覚えていませんが、いつの間にか気になって仕方がない画家になっていました）、このような形で多くの作品を体系的に見ることができたのは、とてもよい機会でした。

松井冬子さんについては、おそらく詳しい説明は不要だと思います。現代社会のなかに根深く食い入る痛みを、卓抜した技術と計算しつくされた構図で生々しく描きだし、一種の「美」にさえ昇華させる新進気鋭の日本画家です。

松井さんがテーマとする痛みというのは、とても両極的で不思議な感覚です。誰もが経験するものですから、それがどのような感覚であるかを説明する必要はありません。他人と話をしていて、「痛い」「痛々しい」といった言葉が通じないということも、基本的にはありません。その意味で痛みは普遍的な感覚です。

しかしながら、痛みを他人に伝えることは絶対にできません。自分が感じている痛みをそのまま他人に感じさせることもできなければ、他人が感じている痛みを代わりに感じてあげることもできません。相手の想像力に働きかけて推察してもらうか、こちらの感受性を駆使して共感することくらいしかできないわけです。その意味で、痛みは個々人の身体という殻の内側に閉ざされた、個別で孤独な感覚でもあります。

松井冬子さんの絵を観ていると、この方は痛みという感覚を、その個別性の殻を突き破って、普遍性へと昇華させようとしているのではないかと思ってしまいます。「わたし」が感じている痛みを、「あなた」も感じることができるのか。絵画を前にした人の「視覚」を通じて、その人の「痛覚」に働きかけることができるのか。

以前、東京藝術大学の図書館に一日こもり、松井冬子さんの博士論文「知覚神経としての視覚によって覚醒される痛覚の不可避」*1を、その難解な表現に頭を抱えながら読んだのですが、松井さんが「視痛覚」という興味深い言葉で表していたのは、もしかしたらこのようなことだったのではないかと思っています。

なんだか、どんなに言葉を重ねても松井さんの表現を捉えきれないように思うので、このあたりで区切りをつけ、この章の本筋に話を戻しましょう。

松井冬子さんの絵を観ながら、私は〈造形教室〉に通う一人の表現者のことを頭に思い浮かべていました。杉本たまえさんです。

杉本さんは、二〇〇六年から〈造形教室〉に通いはじめました。後にも書くことになると思いますが、幼少期から深刻な虐待やいじめを受け、過酷な境遇のなかを生きてきました。その結果として「対人恐怖症」と「うつ病」に苦しみ、部分的に医療のサポートを必要としています。〈造形教室〉のことを知ったのは、ドキュメンタリー映画『破片のきらめき』のチラシを見たことがきっかけだったようです。

杉本さんは、これまで紹介してきた本木さん、実月さん、江中さんとは、少し事情が異なります。この三人の方たちは〈造形教室〉に来てから本格的に絵を描きはじめ、表現者としての人生をあゆみだしたのですが、杉本さんは子どものころから絵に親しみ、絵を心の支えにして生きてきました。〈造形教室〉に通う以前から創作活動をはじめていましたので、すでに「表現者」だった人が〈造形教室〉と出会ったことで、新たな表現の場を見つけたと言えるかもしれません。

私にとって杉本さんは、松井冬子さんと同様に痛みを描きだす表現者です。なかなか上手く言葉にできないのですが、仮に松井さんが痛みの個別性を突き破って普遍性へとひらこうとする表現者だとすれば、杉本さんはその個別性を徹底的に突き詰め、孤独な感覚の奥底へと掘り下げていく表現者だと言えるかもしれません。

あるいは、このように言うこともできると思います。松井さんの表現が、観る人に痛みを突きつけるような迫力があり、痛みを「美」へと昇華する力動的なものだとすれば、杉本さんの表現は、作品の底にひっそりと痛みがたたずんでいるような静けさがあります。こちら側からゆっくりとあゆみ寄っていかなければ核心にたどり着けないような表現なのですが、しかし、その静けさの底に、言葉にならない情念もこめられているように思います。

もちろん、この二人は画風も画歴も知名度もまったく異なりますので、単純に比較などできませんし、このように並べて書くこと自体が、独自の作品世界を大切にされているお二人に失礼だということもわかっています。ただ、私の乏しい文章力では、ここで有名な松井さんにご登場いただいた方が、杉本さんの作品の深みを伝えやすいという事情がありますので、あえてこのような書き方をしました。

塗りつぶされた『日記』

まずは、杉本さんの『日記』という作品を観てみましょう。ご本人は、これを「作品」と呼んでいいのかどうか迷っているようですが、私にとってはとても思い出深い「作品」です。

この作品は、二〇一一年一〇月二〇日〜二四日に開催された「第三回　心のアート展生命の光芒——再生と律動」に出展されました。縁あって、私がこの作品の展示を担当することになり、ほかの実行委員と相談のうえ、図版20のような形で展示することにしました。数十枚の黒い紙がランダムに並べられているのがわかると思います。そのなか

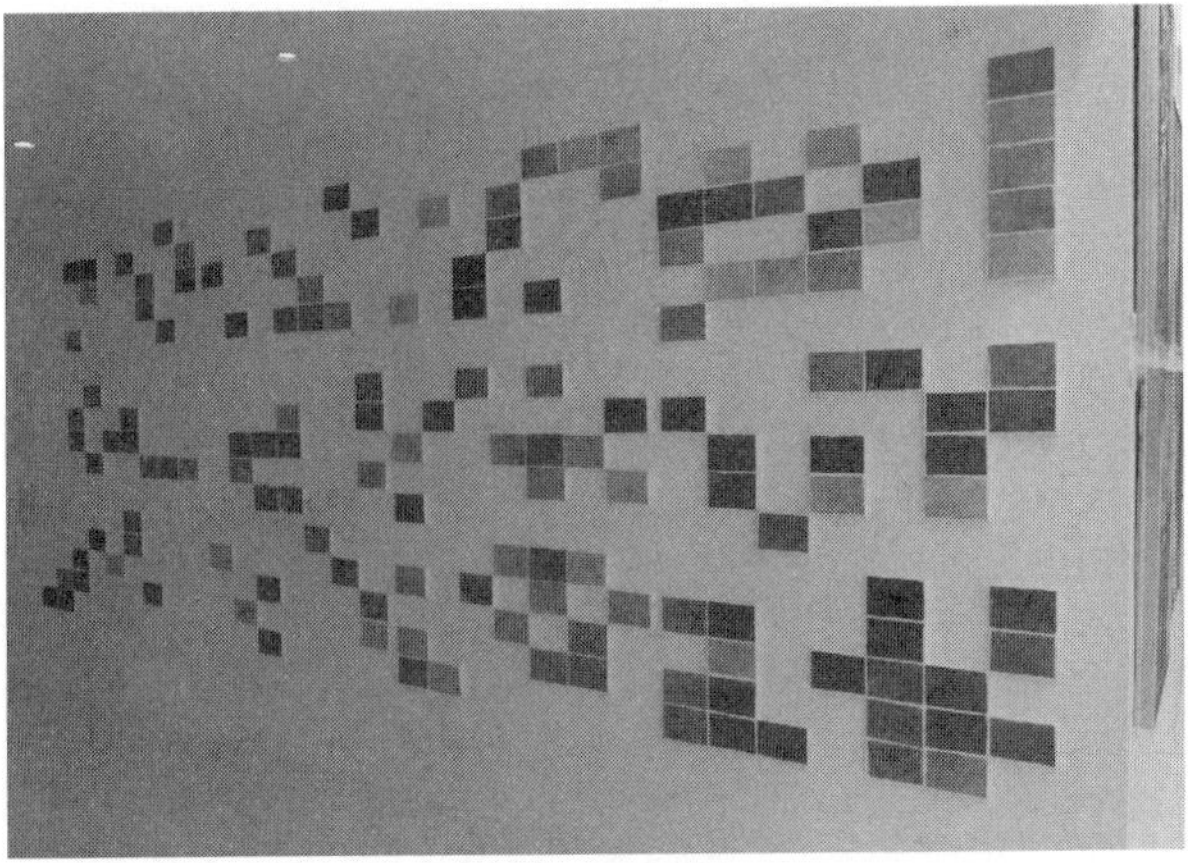

図版20　杉本たまえ『日記』。東京精神科病院協会主催「第3回　心のアート展　生命の光芒――再生と律動」（会場：アーツ千代田3331、会期：2011年10月20日～24日）での展示風景。

の一枚を拡大すると、図版21のようになります。

この作品は、真白いポストカードに、杉本さんがその日に経験した「思い」を綴っては、誰にも読まれないように黒く塗りつぶしたものです。一見ランダムに見える展示は、そのカードを一年間分取りだし、カレンダーの日付け通りに配列し直したものです。

塗りつぶされた「思い」が、具体的にどのようなものであったのかは想像の域をでません。ただ、ところどころ大変な筆圧がかけられていますので、それが必ずしも心地よいものではなかっただろうことは察せられます。ちなみに、杉本さん自身は、

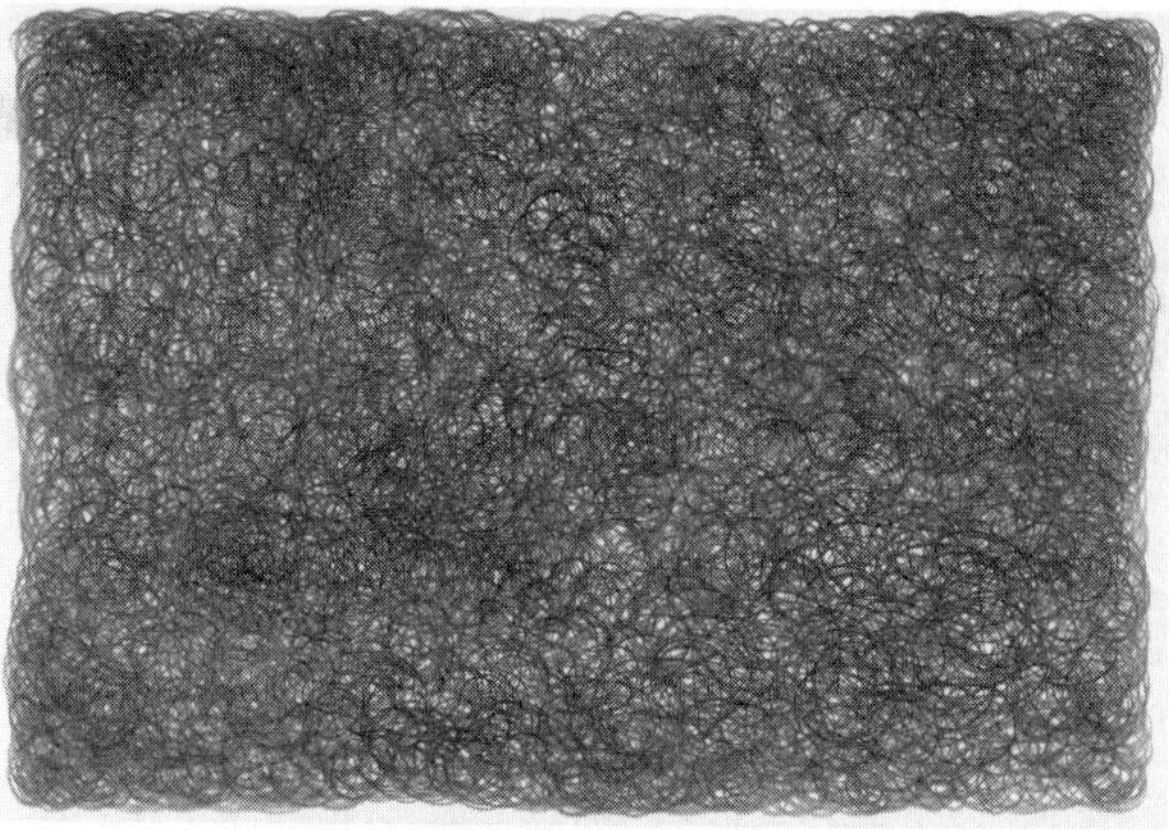

図版21　杉本たまえ『日記』部分拡大図

この作品について「過去は白紙にならずに塗り重ねられていく。嫌なことも全て白紙にはならない、白紙にしてはならない」と語っています。[*2]

心のなかの「嫌なこと」はポストカードに綴るという行為によって吐きだされ、それを塗りつぶすことによって一時のカタルシスが生じるのかもしれません。しかしながら、塗りつぶされたカードは棄てられることなく、杉本さんの手元に大切に保管されてきました。それは澱のように積もった「嫌なこと」を吐きだすことで心の傷を休めつつも、その傷自体も大切な心の一部として飲みこんでいくような、いわば「吐きだす」ことと「飲みこむ」こととが背中合わせになった表現だったのかもしれません。この作品と向き合っていると、一日一日を生きていくための切実な「心の息遣い」が聞こえてくるような気がします。

はじめてこの作品に接した際、私はとても不思議な感覚にとらわれました。カードに綴った「嫌なこと」を塗りつぶすということは、それを誰にも見られたくないという気持ちがあるのだと思います。しかし、塗りつぶされたカードは、誰かに見せるために「心のアート展」に応募されました。少なくとも、私は一人の観覧者として、この作品が発する存在感に呼び止められたわけですから、この作品を見せられた（に魅せられた）わけです。この不思議な感覚を、どのように説明すればよいのでしょうか。

おそらく、この作品は「苦しいこと」と「苦しみ」の違いを象徴的に伝えているのだと思います（第三章も参照してください）。塗りつぶされた「嫌なこと」は「苦しみ」に該当します。私の勝手な想像なのですが、そこにはきっと、とてもプライベートな人間関係のトラブルや、傷つけられた具体的なやり取りなどが綴られていたのではないでしょうか。少なくとも、私が同じことをしようとしたら、そのような事柄を綴ると思います。それらの混み入った心の中身は気安く他人に見せられるものではありませんし、できれば本人も思いだしたくないものだと思います。

対して、塗りつぶされたカードを人に見せるという行為は、「苦しいこと」に該当するのではないでしょうか。自分が抱えている「苦しみ」の中身は容易に説明できません。それは複雑な人間関係が絡むから説明できなかったり、そもそも言葉にすること自体が難しかったりするからです。でも、「苦しみ」の内実は語れなくても、いま自分が大変な状態にあり、「苦しいこと」はわかって欲しい――。そう願いたくなる心情は、誰しも経験があるのではないでしょうか。

人間が直面する「苦」は、このように重層的で複雑なものなのだと、杉本さんの作品を観て、あらためて考えさせられました。

『食卓の風景』

杉本さんの作品は、たとえ受け入れがたい痛みであったとしても、それもまたかけがえのない「わたし」の一部であることを表現しているように思います。痛みへの「拒絶」と「いとおしみ」を一つの作品にこめられる希有な表現者だと言えるでしょう。口絵8ページの『食卓の風景』も、そのような作品です。

真白いテーブルの上に、真白い四人分の食器が据えられています。ご飯を盛る茶碗、汁物を注ぐお椀、主菜を盛りつけるやや深めのお皿に、小皿と湯呑み。これらはテーブル以外、すべて石膏で作られています。

『食卓の風景』というにふさわしく、四人家族の食事風景の一瞬を切り取ったような作品ですが、ただ、何だか言いようのない、不思議な違和感も拭いきれません。ここには、通常の「食卓」というものが有しているはずのものが、いくつか欠落しているように思うのです。私たちが抱く「食卓」のイメージとは、何かがずれているのです。たとえば、ここからは音が聞こえてきません。「食卓」というのは、朝食であれば慌ただしい支度の雑音が混じるものです。家族そろっての夕食であれば談笑をともなうこともあるでしょう。しかし、この「食卓」はまったくの無音状態であるかのような印象を受けます。

また、ここからは温かみも感じられません。料理そのものの温度も、それを共にする家族の温もりのようなものも漂ってこないのです。加えていえば、生活感もありません。毎日使うテーブルや食器には、食べこぼしたシミや、不意につけてしまった傷の一つくらいはありそうですが、そのようなものもありません。完璧なまでに真白なのです。

そして、これらの食器をよく見ると、食器が食器であるための絶対条件ともいうべきくぼみが全くないことに気づかされます。すべての食器は、縁の高さで水平に埋められており、どんな料理も盛りつけることができない状態になっています。

ちなみに、技術的な観点から言うと、石膏をこのような形にまとめるのは、実はとても難しい作業です。石膏は気泡による凹凸やひびが入りやすいですし、薄い部分（たとえば小皿の縁）などはとても欠けやすい素材です。私も杉本さんからうかがって驚いたのですが、この作品は構想段階をのぞき、実際の制作作業だけでも一〇年という年月がかけられ、膨大な数の食器が制作され、そのなかから納得のいく出来のものだけが手元に残されたのだそうです。
実はこの作品は、杉本さん自身の「食卓」にまつわる、痛々しい思い出がモチーフになっているようです。
杉本さんは幼少期から、非常に深刻な虐待といじめを受けてきました。前者は家庭を、後者は学校を舞台としたものですが、どちらも人間の尊厳を傷つけるという意味では、とても陰険な暴力です。その暴力が具体的にどのようなものであったのかは、ここでは問わずにおきます。ただ非常に深刻であったということを受け止め、「食卓」の思い出にまつわるご本人の言葉に、静かに耳を傾けたいと思います。

食事の支度や片付けは、いつも私がした。だから家族と一緒に食べなかった。みんなが食べているとき鍋やフライパンを洗った。食後に食器を洗う時ガチャガチャやると「うるさい」と叱られ、私は家族三人が楽しそうに食事をしている後ろ姿を見ていた。*3

世間的には、家族とのつながりを確認し合う団欒の場とイメージされることが多い「食卓」ですが、ここでは、そのような場に向けられた杉本さんの心の距離感のようなものを感じ取りたいと思います。

作品全体を覆う完璧なまでの「白」は、「食卓」に対して無表情で無感動、いわば冷めきった心を表しているように思うのですが、その冷たさや静けさの奥底に、激しい感情も秘められているようです。縁の高さで水平に埋められた食器は、料理が盛りつけられることへの拒絶や嫌悪を表しているのかもしれません。それはすなわち、家族で囲む「食卓」や、あるいは家族そのものへの拒絶や嫌悪でもあります。

この静かな「食卓」をじっと見つめていると、「もう、この場にいるのは無理……限界……」というような、小さな声だけれども、しかし全力の叫びが聞こえてくるようです。

記憶が痛む

あくまで個人的な見解ですが、杉本さんの『食卓の風景』という作品は、「記憶が痛い」という状態を表現した一点なのではないかと思っています。私はこの「記憶が痛い」という言葉について、小児科医の熊谷晋一郎さんの文章からとても大きな示唆を得ました。[*4] 熊谷さんは「脳性まひ」という障害の当事者で、アルコールや薬物依存の人たちと「痛みの当事者研究」を続けています。

「記憶が痛い」という事態は、痛い経験をしたときのことを思いだすというわけではありません。病気や怪我などで痛い経験をしたことは誰にでもあると思いますが、それらの経験のすべてが思いだすだけで痛みがよみがえるというわけではありません。また、あんな失敗しちゃったなぁ……という思い出話になるようなものでもないと思います。むしろ、もっと自尊心の根幹に食い入るような痛みです。

たとえば熊谷さんは、依存症に限らず、何らかの生きにくさを抱えている人がリストカットなどの自傷行為におよぶ際、そこにはある種の痛みからの逃避を意図している節があると言います。つまり皮膚を切るという「知覚の痛み」によって「記憶の痛み」を解除しようと試みているのではないか、というわけです。[*5] このように考えると、皮膚という知覚神経が働く部分とは異なる箇所で感じている痛みがあるということになります。

おそらく「記憶が痛い」というのは、いじめ、虐待、ネグレクト、ドメスティック・バイオレンスなどを経験した人や、家族が順調に機能しないような状態[*6]のなかで育ってきた人には、ある程度、共感を得やすい感覚なのかもしれません。

では、この「記憶が痛い」というのは具体的にどのような事態なのでしょうか。おそらく、それは言葉ではうまく表現できないものなのでしょうが、アートを通じてなら表現できるのかもしれません。そして、そのようなアートの可能性について考えさせてくれるのが杉本さんの作品なのです。

記憶の地層

熊谷さんの文脈からは離れてしまいますが、杉本さんの『食卓の風景』に導かれながら私なりに言葉を付け足すと、「記憶が痛い」という事態は、次の二つの側面から説明できると思います。

一つは、そのような痛みは、痛覚で感じる表面的なものではなく、心の深いところで感じる〈疼き〉のようなものであるということです。これは少し入り組んだ説明が必要です。

人は、これまで生きてきた時間や、生きてきた事実というものが、なんとなく自分のどこかに堆積していくものだという感覚を持っているのではないでしょうか。それらの時間や事実は、物理的な形には残りませんが、記憶には残っていると思います。幼少期の記憶からはじまって、様々な記憶が層のように重なっていき、自分を形作っている。楽しい記憶もあれば、つらく悲しい記憶もある。それらを踏みしめて自分は成長し、いま、ここに立っている。まるで古代からの地層の積み重ねの上に、現在の私たちが生きている地層が成り立っているようなイメージです。

「記憶が痛い」という感覚を抱えた人たちは、これらの記憶の堆積のなかに、思いだしたくもない層のようなものがあり、自分の一部分がそこに生き埋めになったような感覚を持っているのかもしれません。それは取り返しのつかないまま、成長という時間の経過とともに深層へと押しこめられていきます。運がよければ化石になり、「そんなこともあったかな?」と忘れることもできるかもしれませんが、場合によっては温もりを保ち続け、血と神経が通ったままの状態であり続けるかもしれません。記憶の地層のずっと下の方で、あのとき、あの瞬間、傷つけられて痛い思いをした自分が、まだまだそこで痛み続けている。痛いのは確かに自分なのだけれど、あのとき、あの瞬間の自分が痛んでいるような感覚。自分のずっと奥の方、手の届かない内側で、鈍くこもったように感じる痛みのことを、特別に〈疼き〉といってみたいと思います(ちなみに、依存症に苦しむ人のなかには、虐待などの経験者が多いということが指摘されていますが、彼らや彼女らがアルコールや薬物によって少しでもやわらげたいのは、この〈疼き〉なのかもしれません)。

二つ目は、「記憶が痛い」というのは、何気ない日常のなかに現れるということです。虐待というものは、特別な出来事、不慮の事故、不幸なアクシデントとしておきるわけではありません。とても皮肉で悲しいことですが、それらは何気ない日常に溶けこみ、生活の一コマとして根づいている場合があります。したがって、そこで経験した痛みは日常の記憶として蓄積し、堆積していきます。

ですから、そのような暴力を受けて育った人にとって、「記憶が痛い」という事態は、何気ない日常のなかを横切る形で現れるわけです。世間的な意味での非日常を日常としてきた人にとっては、場合によっては日常ということ自体がよくわからず、どうしても世間の人たちとずれているような違和感を抱くこともあるようです。みんなが笑うところで楽しめず、みんなが泣くところで悲しめないといったようなずれに気づかされるたび、自分が経験してきた痛い記憶が突如として湧きあがるということもあります。

話を杉本さんの『食卓の風景』に戻しましょう。

この作品は、あのとき、あの瞬間の、まるで〈疼き〉の根のような記憶の一コマを、目立たないけれどもその実どうしようもなくずれてしまっている日常の風景として造形してみせたのではないでしょうか。私はこの作品をはじめて目にしたとき、そのずれが孕む痛みのようなものを感じ、鳥肌の立つ思いがする一方、その痛みがどれほど深いものなのか、そっと手を添えてみたい気持ちもするという、ひどく矛盾した感覚を覚えました（非常に繊細な作品ですので、実際に手は触れていません……）。

杉本さんが一〇年間という歳月を費やして石膏の型を取り、磨き続けてきたという行為は、まさに、あのとき、あの瞬間の自分を掘りおこすための発掘作業だったのかもしれません。自身の〈疼き〉の地層に到達するには、それだけの長い年月が必要だったのだと思われます。

〈疼き〉を見つめることは、決して容易なことではないはずです。場合によっては、眼をそむけ、なかったことにしてしまいたいと思うこともあるでしょう。しかしまた一方で、その〈疼き〉はほかならぬ自分自身の一部分であることも事実です。杉本さんは、この作品で「食卓」への拒絶を表現したわけですが、その表現の媒体となっている石膏はとても脆く繊細な素材です。つまり、この作品は制作も展示も保管も、細心の注意をはらって大切に扱わなければなりません。激しく否定的な感情を、繊細に大事に扱い、表現するということ。先にも書いた通り、杉本さんの作品には「拒絶」と「いとおしみ」が同時にこめられているのです。

ちなみに、この『食卓の風景』がはじめて公の場で展示されたとき（障害の有無を超えて、アートを通じて人と人とが相互に影響し合うことを標榜したアート展でした）、杉本さん自身が観覧者たちの前に立ち、この作品にこめた思いについて語りました。三分という短い時間でしたが、緊張のなかで、虐待についても触れた密度のあるよいスピーチだったように思います。ただ、私は杉本さんの言葉よりも、その後に続いた司会進行係の言葉が忘れられませんでした。

「はい、ありがとうございます。とてもきれいな作品ですね。」

存在が痛む

先ほど紹介した熊谷さんは、更に興味深い指摘をしています。たとえばアルコールや薬物の依存症に苦しむ人のなかには、身体のどこそこが痛いという次元を超えて、「私の存在自体が痛い」という感覚を経験することがあるのだといいます。[*7]

そのような依存症者は、しばしば言葉にしようのない痛みを抱えていて、そこから一瞬でも楽になりたいがためにお酒や薬に頼ってしまう、という事情があるようです。ただ、その痛みがどのようなものであり、どれほど切実なものであるのかは、当事者以外にはなかなかわかりにくいものです。

そのような言いようもなく説明しようもない、そして他人にはきっとわかってもらえないであろう痛みのバリエーションの一つとして、「存在が痛い」という事態があるのかもしれません。では、この「存在が痛い」というのは具体的にどのような事態なのでしょうか。また、それは言葉や形にして表現できるのでしょうか。

私は個人的に、「存在が痛い」というのは、「記憶が痛い」が飽和状態になった事態を意味しているのではないかと推察しています。少なくとも、そのような一面があるのではないでしょうか。痛い記憶の層が積み重なっていき、それが限界にまで達すると、地層自体がきしみだし、ひどい場合には地割れをおこしてしまうような事態です。

たとえば、依存症者たちの生きにくさを日常の言葉で描きだした名著『その後の不自由――「嵐」のあとを生きる人たち』（医学書院）の著者の一人である上岡陽江さんは、自身が依存症になった経緯について次のように述べています。

とにかく頭がグルグルしてどうにもならない、世界が信じられない、気を抜くと心がバラバラになってしまいそうだった、こんな自分は一人だけだと思っていた。不思議だけれど、自分をまとめておくにはお酒を飲むか、鎮痛剤や安定剤の乱用しかなかったから、依存症になった。*8

特に私は、上岡さんが言う「世界が信じられない」「心がバラバラになって」という表現に注目したいと思います。もしかしたら「存在」というのは、自分という地層そのもののこと、あるいは地層がおかれている場のようなものを意味しているのかもしれません。

ここでいう地層とは、自分が生きてきた時間や事実が積み重なってきたものです。したがって、上岡さんが訴えているのは、他人とは取りかえのきかない自分が、いま、ここで、確かに生きているという感覚自体がぐらつき、危うくなってしまった状況なのだと思います。

この「存在」というものは、測定することも、観察することもできません。人間に麻酔をかけてお腹を開いてもでてくるものではありませんし、どんなに高度なＭＲＩを撮っても写りこむわけではありません。こちら側が想像するしかない類いのものです。こちら側が想像すればあるし、しなければないようなものであり、尊重すればあるし、しなければないようなもの——それが「存在」です（第四章の最後で指摘した「信じる」の議論も参照してください）。

「存在」自体がきしみ、痛みだすということ。もしかしたら、一般に「トラウマ」と呼ばれている事態は、こういった状態のことを意味しているのかもしれません。それは巨大地震のような強烈な一撃によって地層自体が壊れてしまうような場合もあれば、長雨や厳しい風雪によって時間をかけて少しずつ浸食されていく場合もあると思います（前者が理不尽な暴力などに起因する「シングル・トラウマ」に、後者が虐待や強圧的支配の持続などに起因する「反復的トラウマ」に該当します[*9]）。

では、そのようなトラウマは、どのようにすれば表現できるのでしょうか。次に紹介する杉本さんの作品は、その表現の可能性について、とても大切なヒントを与えてくれる一枚だと思います。

「点」が降り積もる

一〇〇・三×七二・五cmの白いパネルに、病み枯れた一枚の落葉（＝病葉《わくらば》）がモノトーンで描かれています（図版22）。葉脈の間に、やや大きめの斑点が無数に散らばっているのが見えるかと思います。写真ではわかりにくいのですが、葉脈と斑点の隙間（いわゆる葉の表面部分）は極細軸のボールペンで無数に小さな点が打たれ、その濃淡によって葉の陰影と立体感が表現されています。つまり、この絵は「点」の集合によって成り立っている一枚です。

これは杉本さんの『病葉Ⅱ——リストカット』という作品です（この原稿を書いている二〇一三年三〜四月現在、まだこの絵は完成していません。したがって写真も現時点のものです）。ひときわ目を引く斑点の部分は、実は杉本さん自身の血で描かれています。この絵を描きはじめるとき、杉本さんはリストカットによってでた血をペットボトルに溜めておき、それを指先でつけて「病葉」を表現したのだといいます。

血液が酸化して褐色になった様子を見ていると、この作品も『食卓の風景』と同様、静けさと激しさ、冷たさと熱さといった、相反する情念が混濁したまま内包されているように思えます。思わず手を添えてみたくなる感覚と、安易に触れてはならないのだという感覚を同時に覚えるのです。

杉本さんは、この『病葉Ⅱ』を〈造形教室〉で四年以上も描き続けています。仕事の都合などもあり、そう頻繁に〈造形教室〉には来られないようなので、一カ月に一回くらいの頻度で〈造形教室〉に来ては、魂を休めるようにこの作品を描いています。

毎日描くことができたら、もっと早くに完成していたのかもしれません。ただ、一カ月に一度、この〈造形教室〉という場に足を運んで描くというペースだからこそ、この絵が描けるのかもしれませんし、少なくとも、そのようなペースで描いているからこそ、

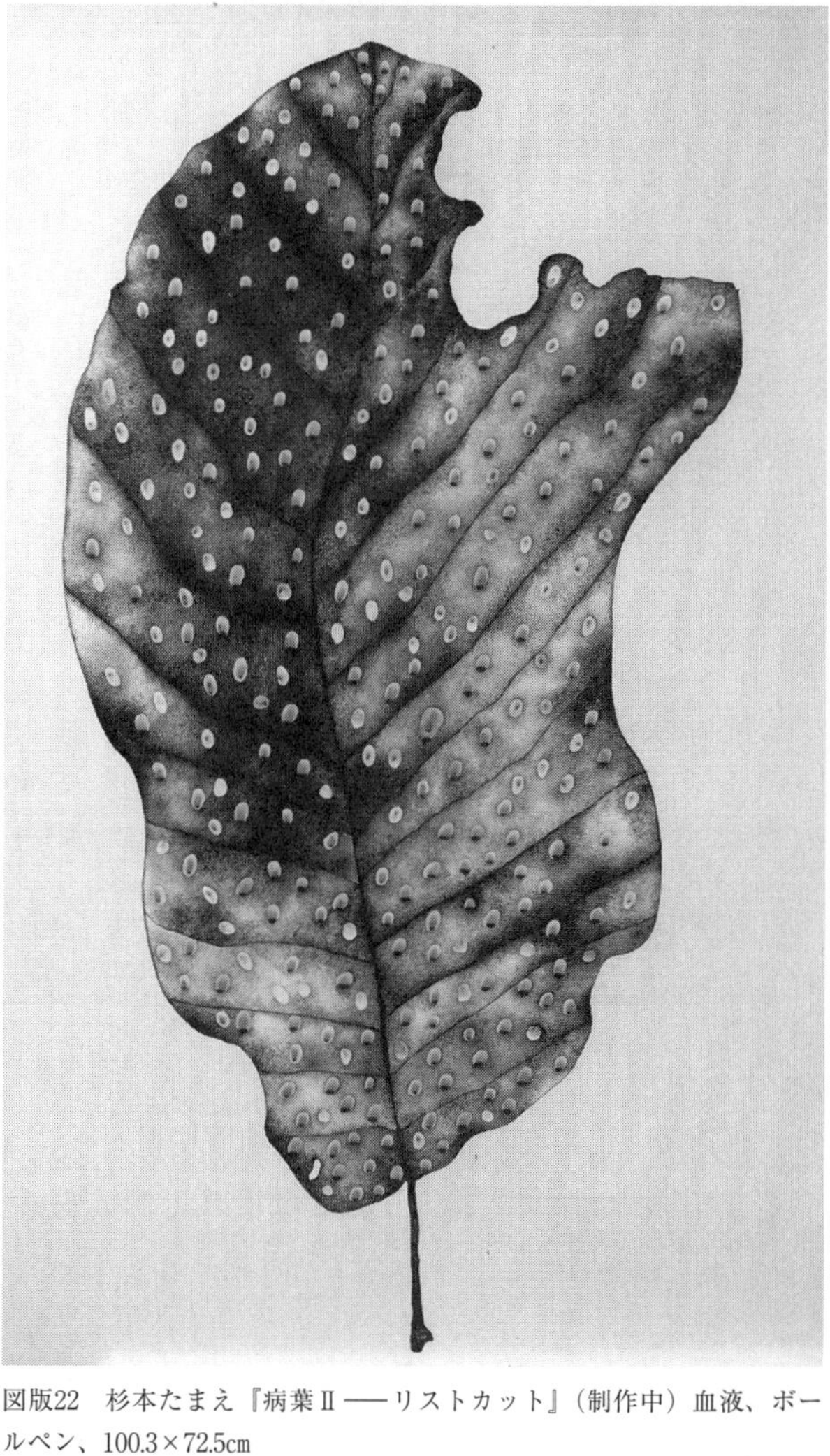

図版22　杉本たまえ『病葉Ⅱ――リストカット』（制作中）血液、ボールペン、100.3×72.5㎝

この絵がいまのような姿になっているのだと思います。

先ほど、私はこの絵について「「点」の集合によって成り立っている一枚」と言いましたが、「点描」という言い方には多少の違和感も覚えます。点描というのは、文字通り、描きたい対象を点の積み重ねによって写実していく技法です。基本的には描く対象があらかじめ決まっていることが前提になっており、点を打つことは、その対象を描きだすための手段であり、技術になります。

しかしながら、この『病葉Ⅱ』という作品に関しては、点を打っていくことは手段や技術ではなく、それ自体が重要な営みであるようです。後述するような事情を踏まえると、「点を打つ」というよりも、「点を降り積もらせていく」といった方が正確かもしれません。*10

小さな小さな点が降り積もっていって、結果的に一枚の絵になっていく――この『病葉Ⅱ』ができあがっていく様子をみていると、もしかしたら、トラウマを表現するということは、このようなことなのかもしれないと思うことがあります。トラウマというのは、表現しようという意図のもとに表現できるような類いのものではないのですが、必ずしも表現しようという意図のない小さな表現を降り積もらせることで、結果的に表現できるのではないか、と思うのです。

何ともわかりにくい説明になってしまいましたので、以下に詳しく述べてみたいと思います。

「物語」だけでは解放されない

日常的に虐待を受ける子ども、あるいは突発的に理不尽な暴力を被った人。そのような人は、第三者の目から見ると明確な「被害者」です。しかしながら、当事者たちが自分のことを「被害者」だと自認しているかというと、必ずしもそうではない場合もあるようです。

たとえば、本来は自分を保護してくれる親から殴られれば、誰でも何がおこったのかわからず混乱するでしょうし、殴られた後に「お前が悪いからだ」と尊厳を奪うような言葉を重ねられれば、自分が悪いかのように追いこまれていきます。そのような状況にある子どもは、傍から見れば明らかな「虐待」を、そもそも「虐待」だとは認識していないということも考えられます。また理不尽な暴力を受けた人も、場合によっては、そのような暴力を招いてしまった自分に落ち度があったのではないかと、自らを責めてしまうこともあります。

こうした混乱や自責の念に閉じこめられた人が、自分は決して間違った存在でもなければ恥ずかしい存在でもなく、被害を正当に主張してもよい「被害者」なのだと思えるようになるには、とても長く厳しい道のりがあります。

ときおり、「トラウマは自分のなかで物語化されたときに解放（治癒）がはじまる」という言われ方がされますが、それはもしかしたら、「自分は被害者なのだ」という「物語」を紡ぎあげていくことなのかもしれません。実際はそんなに簡単な話ではないのですが、少なくとも、そのような要素が部分的に含まれていることは確かだと思います。訳もわからずに被った暴力を、自分のなかで意味づけて消化していくこと。それが「物語化」という言葉の意味するところなのかもしれません。

ただ私は、「トラウマの物語化」という指摘には少しだけ違和感を覚えています。具体的には、次の二つの点で少しだけ引っかかってしまうのです。

一つは、そのような「物語」が、結局は自分自身に返ってきてしまうことがあるという点です。たとえば、自分は「被害者」なのだという認識は、「加害者」への怒りや憎悪の念を引きおこすことがあります。それはそれでとても大切な心の反応なのですが、しかし怒りや憎悪は、世間的には負の感情とされています。そうすると、そのような感情を覚えてしまう自分に対して、また違った角度から自責の念や自己嫌悪が湧きおこるということがあります。杉本さんも、自身の虐待経験を振り返って、次のように記しています。

両親が死んだら悲しいと思うのだろうか、やっと解放されたと精神が安定するかもしれない。そんなことを考える自分が恐ろしく、悲しい生き物に思える。[*11]

もう一つは、「物語」といってしまうと、「何を伝えたいのか」が明確になっており、それを伝えるための道のりも、語りはじめから終わりまで、合理的で直線的で理路整然としたものが想定されているという点です。「統語法的」といってもよいかもしれません。

しかしながら、トラウマを抱えた人の表現は、そのようなものばかりとは限りません。もっともっと小さな点としての表現からはじまるように思うのです。たとえば、寄り添ってくれる人と一瞬だけ目が合うとか、呼びかけに小さくうなずくとか、少しだけ黙って座っているとか、あるいは、ふとした拍子に立ちあがってスーッと部屋からでていく……といった表現です。

これらは、それ一つだけでは何の意味も持たない小さな点としての表現なのですが、その点が降り積もっていって、五年後、一〇年後、もしかしたら総体として一つの大きな表現（絵）になっているのかもしれません。大切なのは、その点に寄り添う人間が、将来、絵ができあがっていることを想像する力があるかどうかなのだと思います（どのような絵になっているのか、誰にもわからないのですが……）。

杉本さんの『病葉Ⅱ』は、意味を持たない小さな点が降り積もっていって、総体として一枚の絵になるという形での表現の可能性について、とても大きな示唆を与えてくれます。

「表現」が「表現者」を超えていく

『病葉Ⅱ』で目を引く血の斑点は、先ほど述べた〈疼き〉を可視的に象徴化したものなのかもしれません。杉本さんは当初、この作品は斑点と葉の輪郭だけで完成にしようと思っていたようですが、安彦さんと話をするうちに、余白部分に点を降り積もらせ、陰影や立体感をだすことにしたのだそうです。

もし仮に、この絵が褐色の血の斑点だけで描かれていたとしたら、それはかなり生々しい作品になったはずです。しかし、長い時間をかけて降り積もった点によって、〈疼き〉の斑点はかなり印象の異なるものになったように思います。簡単に言うと、穏やかで、やわらかな印象になりつつあるのです。本人には、この絵をやわらかなものにしようという明確な意図はなかったようなのですが、結果的に、そのような形に印象が変わりつつあるという点が重要なのです。

〈疼き〉というものは、忘れることはできません。消すこともできなければ、なかったことにもできません。しかしながら、そのまわりに点としての表現を降り積もらせることで、自分にとっての意味や印象を変えることはできるかもしれません。

先ほど、私はトラウマというものを、巨大な衝撃によってひび割れてしまったり、あるいは長雨や風雪で浸食されてしまった地層にたとえて表現しました。それらのひび割れの跡や浸食痕を消すことは決してできません。しかしながら、時間をかけてチリや砂が溜まっていき、ひびや隙間が埋められて、再び地層の表面に立ちあがることができるようにはなるかもしれません（言うまでもありませんが、ここでいうチリや砂とは、再三指摘してきた「それ自体では何の意味もなさない点としての表現」の隠喩です）。

チリや砂を無駄で邪魔なものとして掃き捨ててしまうのではなく、それらが時間をかけて溜まっていくことを待ち続けることも必要です。もちろん、場合によっては専門的な技能を持った人の手を借り、傷んだ地層を人工的に補強する工事が必要となる場合もあると思います（医療というのは、そのような営みなのかもしれません）。

先ほども紹介した通り、この作品は四年という時間をかけて描かれ続けていますが、いまだ未完成です。そして、このように時間をかけて一つの表現を続けていくということが、期せずして制作者自身の意図を超えてしまう部分を生みだしているようです。

杉本さんは、この『病葉Ⅱ』という作品を描きはじめた当初、暗く陰鬱な印象の絵にしようという意図があったようです。しかし、先ほど述べたように、この絵は当初の構想よりもやわらかい印象になりつつあります。私自身、四年間、この絵ができあがっていく様子を見ていて、そのように感じることがあります。つまり、「表現」が「表現者」の意図を超えている部分があるように思えるのです。

もしかしたら、「絵が自分の意図を超えていく」という点にこそ、アートを通じた自己表現の可能性があるのかもしれません。「アーティスト」というのは「自分の気持ちや考えたことを、正確に表現できる技術を持った人」のことではなく、むしろ「自分が生みだした表現に、自分自身が驚くことができる感受性を持った人」のことなのかもしれません。〈造形教室〉に通うようになり、杉本さんをはじめ、本木さん、実月さん、江中さんたちにお会いするようになって、しばしばそのように思うことがあります。

註

1　「知覚神経としての視覚によって覚醒される痛覚の不可避」東京藝術大学美術博士学位論文（博美第一八一号）、二〇〇七年三月。

2　第三回　心のアート展図録『生命の光芒――再生と律動』社団法人東京精神科病院協会、二〇一一年、四頁。

3　杉本たまえ「絵と私と黒い世界」『第一九回〝癒し〟としての自己表現展――それぞれのモノ・ローグ、ダイア・ローグ』平川病院〈造形教室〉発行、二〇一二年一一月、五頁。

4　鷲田清一・熊谷晋一郎対談「予測不可能性を飼いならす」『現代思想』四一巻一号、青土社、二〇一三年一月、二三三－二四五頁。

5　前掲「予測不可能性を飼いならす」二三八頁。

6　「家族が順調に機能しない」というのは、たとえば親がアルコールや薬物の依存症に苦しんでいたり、あるいは心身に障害や病気を抱えていたり、といった理由のために、子どもが幼少期から「大人並み」の働きを求められるといった状態を意味しています。精神科医の岡田尊司さんの「シック・マザー」という指摘が非常に示唆に富みます（『シック・マザー――心を病んだ母親とその子どもたち』筑摩選書、二〇一一年）。

7　前掲「予測不可能性を飼いならす」二三六頁。

8　上岡陽江「トラウマの記憶はおおげさにしか語れない、嘘をついている気持ちにさせられる」『精神療

法』三八巻三号、金剛出版、二〇一二年六月、三七四頁。

9 この「シングル・トラウマ」と「反復的トラウマ」の区別をはじめ、「トラウマ」という概念の基本部分については、宮地尚子さんの『トラウマ』(岩波新書、二〇一三年)を参考にしました。

10 確かに、この絵は『病葉Ⅱ』というタイトルがつけられており、モデルになった落葉も存在します。その意味では、この絵も描く対象がはじめから存在する「点描」なのだと言えなくもないのですが、大切なのは「点」を降り積もらせていった結果、最終的にどのような絵になっているかは作者自身にもわからない、ということなのだと思います。

11 前掲「絵と私と黒い世界」。

コラム 〈こと〉としての文学

ここ数年、文学研究者という立場にありながら、病気、障害、虐待、貧困などによって深刻な生きづらさを抱える人たちと接する機会を持ってきた。見聞する痛ましい現実に対し、実効的にかかわれない自身の立場に歯がゆさを覚えることもあるが、それでも文学への希望は捨てきれずにいる。人は漆黒の絶望のなかでも（だからこそ）、何かを表現せずにはいられないらしい。ときおり、小さな言葉の切れ端が生命をつなぐ場面に出会うことがあり、そのたびに「言葉の力」を信じてみたくなるのである。

思えば、これまで文学研究は〈もの〉としての文学を対象としてきた。つまり作家の手によってなされ、文壇・文学史を形成し、文学市場に流通してきた形あるものとしての文学（人々が共有しうる文化遺産）を扱ってきたのである。対して、私はいま〈こと〉としての文学に目を向ける必要性を感じている。いまだ生硬な概念だが、〈こと〉としての文学とは、苦境にある人がその痛みを動機として発した私的な自己表現であり、その人が表現していること自体が重要な文学である。

現在の関心から一部を例示すれば、精神科病院の閉鎖病棟内でひそかに書きとめられた小説や、あるいは虐待の記憶が刻みこまれた形代のような詩などがあげられる。いずれも生きづらさの極地にいる人たちが、苦境を生きのびていくために紡ぎだした切実な言葉であるが、これらは現在の文学研究の枠組みでは関心の対象にさえならない（医学や福祉学においても正統な関心事にはならないだろう)。

そもそも、文学研究は「言葉の力」を信じなければ成立しえない。しかし、ある言葉に価値や尊厳を認め、真摯に研究すべき文学として受け止めるか否かは、研究する者の想像力と感受性にかかわる問題である。

そう遠くない将来、この社会の閉塞感は臨界状態に達し、誰もが生きづらさの海を泳ぎつづけねばならない時代を迎えるだろう。不幸にも、私たち一人ひとりが切実な痛みの表現者になりうる苛酷な社会状況のなかで、文学研究はいかなる想像力と感受性を培《つちか》っていけるのか。冒頭の歯がゆい思いを抱えながら、静かに深く、考えてみたい。

［初出：『現代思想』二〇一二年一一月号、青土社。原題のまま、本書収録にあたり一部表記をあらためた。］

コラム 「在る」ものを描くこと
――アートへの「希待」

多くの方々のお力添えをいただいて、「心のアート展」も第四回展を開催できるはこびとなった。なによりも、まずは日々の努力の成果をご応募いただいたみなさまに、心から感謝申しあげたい。

このアート展にたずさわり、切実で真摯な作品と接するようになってから、「希待」という不思議な言葉の意味が、理屈を超えて肌で感じられるようになった。

この耳慣れない造語をご教示くださったのは、かつて東京の郊外で先進的な精神科医療の実践に挑んだ某病院の元職員である。鍵も檻もない完全開放の病棟。冗談交じりに「休む暇がない」とまで言われた充実したレクリエーション。病院に関連するすべての人間が何らかの形で治療者であろうとする医療体制。このような「多次元療法」を標榜した同院の治療方針は、人間に内在する善性や可能性への無条件な「希待」に支えられていたのだという。

一見、ある人を慮《おもんぱか》った誠実な顔をしながらも、他方で、その誠実さに釣り合う見返りを求めるのが「期待」であるとすれば、その人を「とにかく無条件に信じてみよう」という態度が「希待」である。このように言うと、ずいぶんとロマンチックな発想だと揶揄《やゆ》されそうであるが、そのロマンを信じて汗と涙を流し、途方もない努力を費やしてきた人たちがいたという事実は、しかと胸に留めておきたい。

現代社会のなかで一番欠落してしまったのは、もしかしたら、この「希待」という態度なのかもしれない。福祉や教育という人間を扱う現場においても、数値化できる「成果」や、確実な「費用対効果」の見積もりを求められることが多くなってきた。それと並行して、信や義といった私的な感情に支えられていた関係性が居場所を失い、「専門性」や「資格」といった客観的な指標に支えられた関係性にとって代わられつつある。

もちろん、私的な感情に支えられた関係性に問題がなかったわけでは決してないのだが、ただ、「測れるもの」への行きすぎた傾倒と、「測れないもの」への漠然とした不信が、日に日に強くなっているように感じられて仕方がない。

いま私たちが生きているのは、人間に対して、露骨にすぎる「期待」が渦巻く社会なのかもしれない。社会全体が行き詰まり、一人ひとりの構成員にも余裕がない状態では、「無条件に誰かを信じてみよう」という発想は芽生えにくい。余力がないなかで、確実な成果や見返りを求めざるをえない切迫した心情が、「数値」や「資格」への過剰な「期待」へとつながっているのだろう。

こんな時代だからこそ、客観的に「測る」ことも、「量る」ことも、「計る」こともできないが、それでもきっと「在る」ものを描きだすことが大切になってくるはずである。それを具体的に描きだすのは難しくても、少なくとも、私たちのなかにはそのようなものが確かに「在る」のだと、筆と紙を駆使して人々の想像力に働きかけることがアートの使命なのかもしれない。

そんな重大な使命を課されるのは過酷であり、自分には不可能だと思う人もいるだろう。

しかし、切実な思いのもとに生みだされた作品は、ときとして、自分の意図を超えた力を持つことがある。最近しばしば思うのだが、「アーティスト」とは、「自分の思いを的確に表現できる技術を持った人」ではなく、むしろ「自分自身の表現に、自分自身が驚くことができる人」なのではないだろうか。
「心のアート展」に寄せられた作品たちが、この会場に展示され、光を浴びることで、観る人の心を揺さぶり、作者自身をも驚かす力を放つことを「希待」している。

［初出：第四回　心のアート展図録『それぞれの感性との出会い』社団法人東京精神科病院協会、二〇一三年四月。原題のまま、本書収録にあたり一部表記をあらためた。］

まとめの章

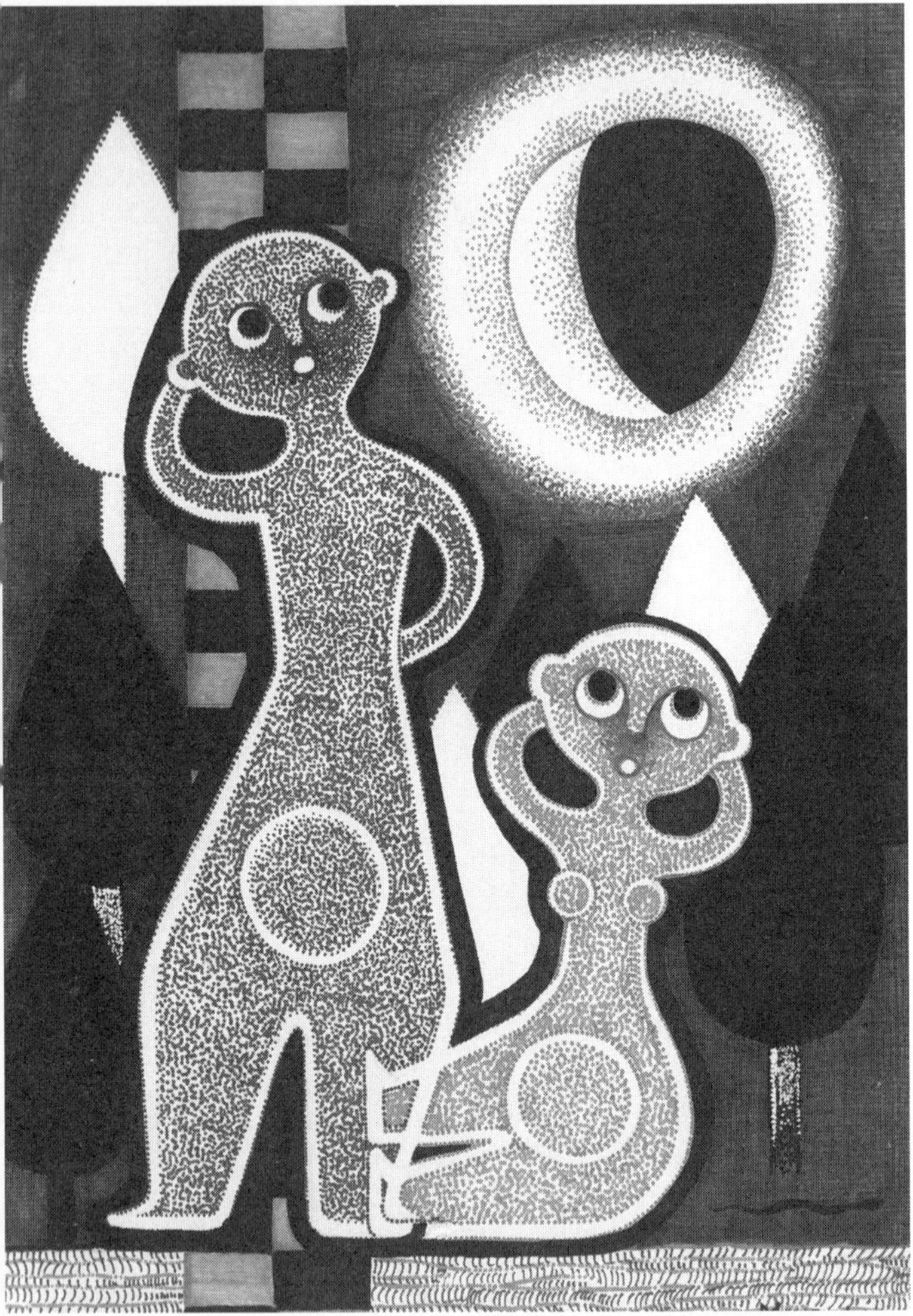

図版23　石原峯明『日蝕（「お兄ちゃん、怖い」「大丈夫だよ、僕が居るから」）』オイルマーカー　51.5×36.4cm、1999年５月27日

アートに何ができるか？

「こんなに社会が大変なときに、アートって何かの役に立つのですか」

毎週一回、約六年間、私が〈造形教室〉という活動の場に通っている間に、幾度となくこのような質問を投げかけられました。

もともと、私は大学院で日本文学を研究していましたし、いまも大学生を相手に日本文学を講義することがあるので、「アート」の部分を「文学」に入れ替えた同種の質問もよくされます。ここでは主に「アート」という言葉を使いますが、「文学」の意味合いも織り交ぜています。「アートおよび文学」くらいの気持ちで捉えておいてください。

かつて、フランスの著名な哲学者が「文学は飢えた子に何ができるか」という問いを投げかけたことがありました（ただし、この言葉はかなり脚色が加えられていて、元々の発言とはだいぶ異なるようです）。この問いかけは、アートに限らず文化や芸術にたずさわる人にとっては究極の問いであり、避けては通れない永遠の課題なのかもしれません。「飢えた子」とは、直接的にはアフリカの貧困問題のことを意味しているわけですが、むしろ、この言葉を受け止める人の関心に応じて、より広く社会問題の隠喩として捉えるのがよいと思います。つまり、アートはこの社会の苛酷な現実に対して何ができるのかが問われ、試されているわけです。「飢えた子」の部分には、それぞれの人にとって大切な言葉を入れ、それぞれの立場から真摯に考えることが必要なのだと思います。

学生時代から、「研究」と称しては、ハンセン病療養所や障害者運動の現場を歩いてきた私にとって、この究極の問いは、次のように形をかえて胸の奥に刺さってきました。

いじめられ、虐げられている人に、アートは何ができるか。
社会から排斥され、差別されている人に、アートは何ができるか。
心を病み、苦しむ人に、アートは何ができるか。

いつかは、これらの問いに自分なりの答えを見つけたいと思いながら、何一つ答えらしいものを得られない自分の非力さと経験の浅さに、悔しい思いを噛みしめていました。安彦講平さんの〈造形教室〉にたどり着いたのは、そんな無力感にどん底まで浸っていたときだったように思います。

不思議なもので、人は一度どん底まで沈むと、見えるものが変わるようです。私も〈造形教室〉の不思議な空気を呼吸するようになってから、それまでこり固まっていた肩の力が抜け、先の問いの前提条件自体を疑ってみようという発想になりました。

そもそも、「いじめられ、虐げられている人に、アートは何ができるか」という問いの立て方自体が少し偏っていたのだと思います。この問いは、前提として「いじめられ、虐げられている人」を表現の主体として想定していません。あるいは想定していたとしても、副次的な主体にとどまっているように思います。

つまり、この問いは「アートとは、知識と教養とスキルをそなえた特別な人間が生みだすもの」ということを暗黙の前提としており、「特別な存在であるアーティストは、いじめられ、虐げられている人たちに対して何をしてあげられるのか」が問題とされているのです。私という人間は、ずいぶんと「上から目線」でものを考えていたようです。

しかしながら、「いじめられ、虐げられている人」が主体となって生みだすアートというものは、果たして存在しないのでしょうか？　そのような人たちは、本当にアートを生みだす主体とはならないのでしょうか？

確かに、ある種のアートは生みださないかもしれません。ある種のアートとは、たとえば市場に流通し、著作権料や観覧料で利益を生みだす商業としてのアートであったり、あるいは、不特定多数の人々が目にする広場などに飾られて、夢や感動や一時のやすらぎを与えたりする公共のためのアートなどのことです。しかし、本当にそれだけがアートなのでしょうか？

作り手自身のやむにやまれぬ思いから描かれたり、描くこと自体を目的に描かれたりする表現——この本のなかでは、それらを「自己表現」と言い表してきました——、そのような営みのなかにも「アート」と呼びうる要素が含まれているのではないでしょうか。あるいは、そのような要素を見つけだすためにも、私たちが考えているアートという概念自体を、大きく組み替えていく必要があるのだと思います。
私は以前、ハンセン病者たちが書いた文学作品について研究していました。そのため某国立療養所に通いつめていたのですが、そこで大変お世話になった方から次のような言葉を聞かせてもらったことがあります。この言葉の意味が、いま頃になって、少しずつわかりかけてきた気がします。

　昔の患者はある意味でみんな詩人だったんじゃないかな。自分じゃ気が付かないだけで。挫けそうな心を励まし、仲間をいたわる言葉を持っていたからね。[*1]

アートは「生きていく」ために必要だ

このように言うと、再び、先の問いに戻ってしまいます。

　お金にもならないし、多くの人に夢や感動を与えるわけでもない。こんなに社会が大変なときに、そんなアートをやっていて何の意味があるのですか？

たしかに、あまりにもまっとうなご意見で、これもまた答えに窮してしまいます。真正面からは答えにくいので、以下、私の乏しい経験から得られた知見を総動員しつつ、少し回り道をしながら、答えらしいものを模索したいと思います。

この社会のなかには、何らかの病気を抱えていたり、障害を持っていたりして、就学や就職の機会から疎外されている人たちがいます。あるいは、もっと一般的な社会参加（ふらりと町にでて喫茶店に入ったり、友だちと映画を観たり、恋愛したりといった何気ない事柄）の道さえ閉ざされている人たちもいます。そしてそのような人たちほど、その言動の隅々にまで「目的」や「意味」が求められているように感じるときが少なくありません。

たとえば障害者が筆を持って絵を描く、あるいはパソコンに向かって小説を書くといった場合、多くの人は次の三つの点が気になるのではないでしょうか。一つ目は、出来上がった作品が所得につながるのかという点。三つ目は、その活動が社会参加への糸口になるのかという点。実際、私はここ数年「障害者文化論」というテーマで研究を続けているのですが、いままでに寄せられた質問は、圧倒的にこの三点にかかわるものが多かったように思います。

最近では、障害者のリハビリテーションのためにアート活動を取り入れたり、所得を確保するために作品のマネージメントやプロデュースをしたり、アートを窓口にして医療施設や福祉施設のなかにボランティアを招き入れたりといった活動をおこなう団体もあり、各地で活躍しています。

このような方々の努力によって、障害者のアートが社会に受け入れられつつあることは本当に歓迎すべきことです。しかしながら、また一方で、障害者が明確な目的もなく表現活動に没頭すること、あるいは表現すること自体を目的として何かを表現することというのは、想像以上に理解を得られず、また受け入れられにくいというのも事実だと思います。

治療やリハビリにもならず、所得にもつながらず、社会参加のきっかけになるわけでもない表現活動と聞くと、たいていの人は「そんなことやっている余裕があるなら、少しでも働いた方がいいんじゃない？」と思ってしまうのではないでしょうか。実際、そのような反応は少なくありません。ときおり、「障害をもつ人ががんばる姿は、きっと多くの人たちに勇気と感動を与えるでしょう」と、とても好意的に受け取ってくれる人もいるのですが、多くは前者のような反応です。

ただ「働いたら？」とおっしゃる方のすべてが、必ずしも悪気があるわけではないようです。社会のなかで働き、所得を得て、自立した生活を送ることは、一般的には「よい」ことであり「幸せ」なことだとされています。障害を持つ人や病気を抱える人にも、少しでもそのような「幸せ」の恩恵に浴して欲しいという素朴な思いがあるのでしょう。

確かに、表現すること自体を目的とした表現活動というのは、そのような「幸せ」からはほど遠いように思います。作品に商品価値が発生して当人の経済事情が好転したり、社会に利益を還元できたりするわけではありません。また、リハビリになって病状が改善され、自活できる労働力が得られるとも限りません。

しかしながら、そのような表現が「生きていく」ために必要な場合もあり、事実、ある人たちの「生きていく」ことをつなぎとめているという側面があるのです。この拙い本を通じて訴えたかったことは、そのあまりにも単純な事実であり、私たちは、その事実から何を学ぶことができるか、ということなのです。

分析できない力の存在

この本のなかでは、本木健さん、実月さん、江中裕子さん、杉本たまえさんという四人の表現者についてご紹介しました。みなさんそれぞれ精神科医療にかかった事情も、〈造形教室〉と出会った経緯も、個性も画風も異なります。共通しているのは、アートを通じた自己表現によって病み疲れた心を〈癒し〉ながら生きている人たちであり、そのために〈造形教室〉という場を必要としているという点だけです。

〈造形教室〉の人たちにとって、アートを通じた自己表現は万能薬ではありません。

〈造形教室〉という場も、ここに来ればすべてが解決するようなパワースポットではありません（この場を選んで居残った人よりも、この場を選ばずに立ち去った人の方が多いと思います）。参加者のみなさんは多くの問題を抱え、大変な毎日を過ごしています。病気の症状だけでなく、家族内でのトラブルや過酷な職場環境などに苦しめられている人もおり、ときには薬の量を増やして耐え忍びながら〈造形教室〉に足を運んでいます。

それでも、この場を居場所に選んだ人たちは、「なんだか生きやすくなった」「もう少し生きてみようという気持ちが湧いた」といいます。医学的な見地から病気が治ったわけでもなく、社会福祉学的な見地からＱＯＬ（Quality Of Life＝人生・生活の質）が向上したというわけでもない。それでも感じられる「生きやすさ」とは何なのでしょうか。

もしかしたら、〈造形教室〉のみなさんは、専門的な技量や知識を持った医療者や研究者たちには分析することができない、独自の尺度の〈生〉の肯定的な力というものを経験しているのかもしれません。この本が〈癒し〉という言葉で伝えたかったものも、そういった類いの力です。

いま、私は〈造形教室〉のみなさんの口から「もう少し生きてみようという気持ちが湧いた」という言葉を聞かせてもらったと書きました。このように言うと、何だかほほえましい美談のようにも聞こえてしまいますが、これは裏を返せば、みなさん多かれ少なかれ、生きていることの意味を疑われたり、場合によっては否定されてきたり、というつらい経験をしているということでもあります。

しばしば、心を病む人や精神科医療のサポートを必要とする人は、「弱い」「だらしない」「甘えがある」と思われてしまいがちです。最も身近な家族にも、そのように受けとられてしまうことが少なくありません。

現代は「心の時代」などとも言われ、精神科の受診者数が急速に増えており、「精神疾患」は国民の「五大疾患」の一つとまで言われています。心の病はボーダレスに社会に広がっていますが、心の病に対する偏見はまだまだ根強く存在します。つらい思いを抱えていても、「きっとわかってもらえない」という絶望感から、助けを求める声をぐっと飲みこんでいる人の潜在数は想像以上に多いと思います。

あたり前のことですが、心を病む人たちは決して自分で勝手に苦しんでいるわけではなく、心を病むに至るほど苦しめられている状況があるわけです。第一章にも書きましたが、誰の心でも、どんな心でも、条件さえそろえば必ず傷つきますし、壊れます。むしろ、そのように傷ついたり壊れたりすることが自然であり、また豊かでやわらかな心なのだと思います。

「精神病者」の権利をまもるために結成された当事者団体「全国「精神病」者集団」に深くかかわり、精神科医療の問題点を厳しく批判し続けてきた運動家の吉田おさみさんの次の言葉を、私は深く胸に刻んでおきたいと思います。

ある視点からすればいわゆる気が狂う状態とてもそれが抑圧に対する反逆として自然にあらわれるかぎり、それじたい正常なのです。[*2]

人の心が傷ついたり、壊れたりすることが自然なのだとしたら、かくも多くの人の心を犠牲にして成り立っている現代社会は、どこかが歪んでいるのだと思います。その歪みがどのようなものであるかを知るためにも、「傷つけられ、壊された心」から「心を傷つけ、壊した社会」を捉え返すことが必要ではないでしょうか。

私たちが生きているこの社会は、苦しい人の心にはどのように映っているのか。自己表現としてのアートは、社会に利益を還元できなくても、私たちに大切なことを考えるきっかけは与えてくれるかもしれません。

想像力と感受性を「社会資源」に

繰り返しになりますが、いま私たちが生きている社会は、本当に多くの難問を抱えています。格差、福祉切り下げ、ワーキング・プア、非正規雇用、派遣切り、ブラック企業、ハラスメント、いじめ、ドメスティック・バイオレンス、待機児童、子ども・女性の貧困、虐待、原発問題、震災復興、老老介護、自殺……いずれも深刻な問題ばかりです。

「障害者文化論」を本格的な研究テーマにして以来、縁あって、これらの問題に立ち向かい理不尽な社会を変えようと努力する人たちにお会いし、社会を変えるための努力の尊さを身に染みて感じてきました。それに比べたら、私がこの本のなかで考えてきた自己表現としてのアートは、これらの問題を直接的に解決することなどできないと思います。もちろん、このようなアートが国家の基幹産業になって税収が増え、財政赤字が削減でき、日本社会のすべてがうまく回りはじめるなどということもありません。

ただ、自己表現としてのアートによって「大変な社会」を変えることはできないかもしれませんが、「大変な社会」を生きていくことはできるかもしれません。絶望の深い淵に足をかけた人が、そこから一歩、後ろへ退くきっかけになるかもしれませんし、その淵から振り返り、もう一度、自分の足で歩いてみようという力を与えてくれるかもしれません。そして、そのように生きて表現し続けることによって、はじめて果たせる「役割」というものも、きっとあるはずです。

右に列挙した問題を解決し、社会を変えていくための議論は、しばしば制度、政策、法律などに焦点が絞られてしまいます。もちろん、いまよりもよい制度、政策、法律を作ることは必要ですし、そのための議論も大切です。ただ、私がどうしても気になってしまうのは、そのような議論をする際、「生活保護受給者数」「自治体別の待機児童数」

「原発事故を原因とした避難者数」「年間自殺者数」といった形で、人間を数字に還元し、データ化することが必要性の問題として生じてしまう、という点です。

ともすると私たちは、「深刻な社会問題について考える」ということは、これらの数字やデータについて考えることだと錯覚してしまいます。また人間が数値化されデータ化されるとき、どうしても「一人ひとりの個別の事情」というものは捨て去られ、個々人の心や感情の問題というものは検討するに値しない雑音のように受け取られてしまいます。しかしながら、実際に制度、政策、法律のなかを生き、その生きやすさや生きにくさに一喜一憂するのは、それぞれに「個別の事情」を抱えた「一人ひとり」なのです。

たとえば日本の精神科病床数は、一説には約三五万床ともいわれています。これは先進諸国のなかでも突出した数字です。また日本では精神科病院への入院期間が長期化する傾向にあり、病床数の多さとあわせて重大な問題であることがしばしば指摘されています。これらの数字は重く受け止め、社会全体で考えなければならない問題であることは確かです。

一言に「三五万」と言ってしまえば、それは無味乾燥な統計上の数字になってしまいますが、当然ながら、そこには一人ひとりの大切な人生があり、一人ひとりのドラマがあります。実際に入院している人にとってみれば、自分の人生は決して「三五万分の一」ではありません。それ自体、ほかとは比べることなどできない、かけがえのない、絶対的な「一」なのです。

同じようなことは、「年間自殺者数」「犯罪被害者数」「災害関連死者数」など、多くの事柄について言えるはずです。この絶対的な「一」の重みは、数字やグラフに表すことができません。一人ひとりの想像力と感受性で推しはかるしかないものです。

一人ひとりの想像力と感受性に働きかけて、かけがえのない「一」の重みや大切さを伝えること。その「一」の傷つきや苦しみに対する想像力や感受性を、いわば「社会資源」にまで育てていくこと。そこにこそ、アートの存在意義があるのかもしれません。

「生きていく意味」を描く

最後に、この本のなかでは紹介しきれなかった絵について書かせてください。私には、特別な思い入れのある一枚です。

この章の冒頭（234ページ）に掲げた絵は、石原峯明さんという方の『日蝕（「お兄ちゃん、怖い」「大丈夫だよ、僕が居るから」）』という作品です。石原さんは〈造形教室〉の長老としてみなさんからとても慕われていましたが、二〇一一年八月、惜しまれつつ七六歳で逝去されました。

「世間から認められようが認められまいが、絵を描くことが俺の仕事なんだ」が座右の銘であり、声を立てず、顔をしわだらけにして笑った顔が素敵な、樫の古木のような雰

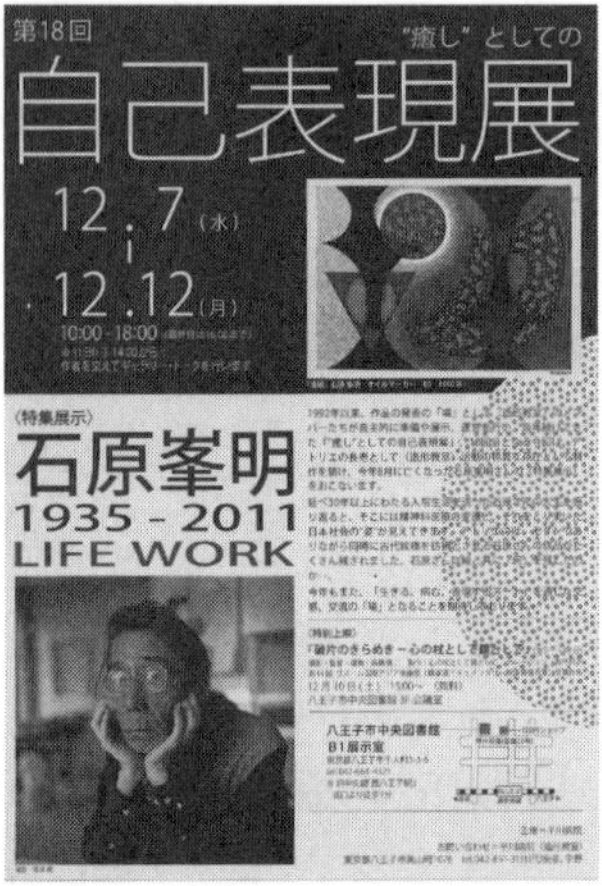

図版24　第18 回「"癒し" としての自己表現展」（会場：八王子市中央図書館、会期：2011年12月 7 日～12日）「〈特集展示〉 石原峯明」のフライヤー

囲気のお爺さんでした。しかしその一方で、波乱万丈な人生の証を身体に刻んだ不思議な存在感のある方でした。亡くなる一週間前、面会に病室を訪れた際に見た石原さんの姿が、いまもまぶたの裏に焼きついています。

石原さんの画風は、年齢を重ねるごとに大きく変遷しています。はじめは不思議な幾何学文様を油性マーカーで描いていました。天井や空を眺めるともなく眺めていると、いくつかの文様が浮かびあがってきたようで（おそらく幻覚症状だったのだろうと思われます）、それらを組み合わせた図形を描いていたのだそうです。その後、

「女性」や「母と子」をテーマにした作品が多く描かれるようになりました。

『日蝕』という作品は、おそらく、石原さんの故郷である台湾（当時は日本統治下）の田舎で過ごした少年時代、わずか一歳で命を落とされた末弟さんへの思いを描いた一枚だと思います。自作について多くを語らない方でしたので、詳しくはわからないのですが、諸々の事情を勘案するとそのように思われます。

石原さんは死の直前、信頼していた〈造形教室〉のスタッフの求めに応じて、自分の来し方について語りました。死後、その貴重な記録も含めた小さな、しかし素晴らしい画集が作られました（図版25）。

実母から捨てられたという石原さんは、その後の人生のなかで、継母たちとも良好な関係性を築くことができなかったようです。絵師だった父はほとんど家には帰らず、極貧生活のなか、石原さんは弟たちのために川でエビやカニを捕っては天ぷらにして食べさせていました。病弱だった一人目の継母はマラリアで死去。末弟さんは、そのわずか三日後に命を落とされました。ようやく「まんま」が言えるようになった頃だったそうです。

この絵に描かれた人物像をよく見ると、下腹部に石原さん特有の表現で「子宮」が描かれ、末弟さんも乳房をもった「女性」として描かれています。単純に末弟さんへの思いを描いただけでなく、複雑な家庭事情のなかで抱えざるをえなかった「母」や「女

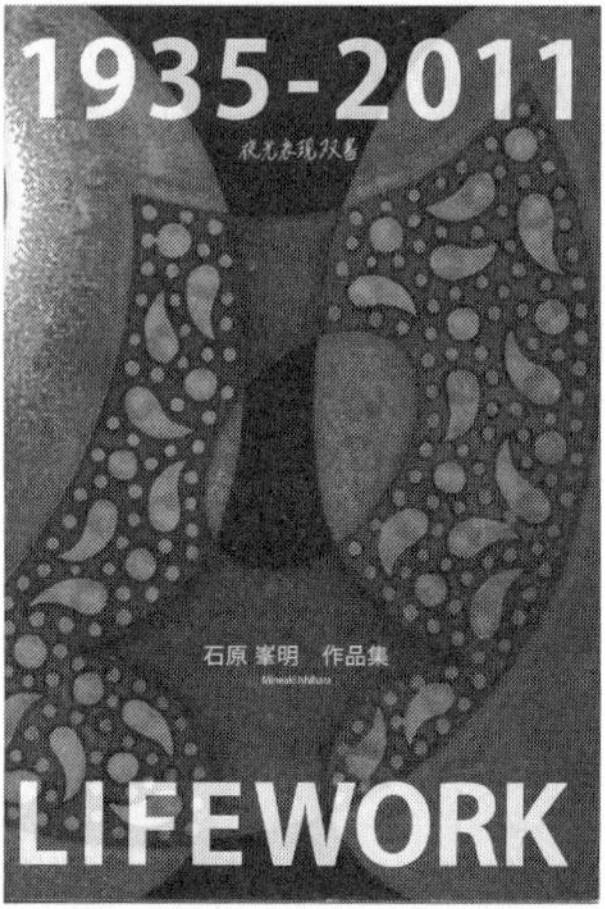

図版25　『LIFE WORK 1935-2011——石原峯明作品集』（夜光表現双書、行人舎、2011年）表紙

性」なるものへの葛藤や憧憬もこめられていたのかもしれません。あるいは「喪失した大切なもの」が混濁した形で表現されていると言いかえてもよいと思います。

石原さんにとって、自分が生まれた台湾という場所、あるいはそこで過ごした少年時代という時間は、思いだしたくもなく、しかし忘れるわけにもいかない、複雑な時空間だったのでしょう。

石原さんは最晩年、故郷の風景や少年像（少年時代の自画像）を好んで描いていました（図版26）。今から思えば、それは波乱万丈な人生の幕を閉じる日を見越していたかのように、自らの生命の原点を探す旅の終着点

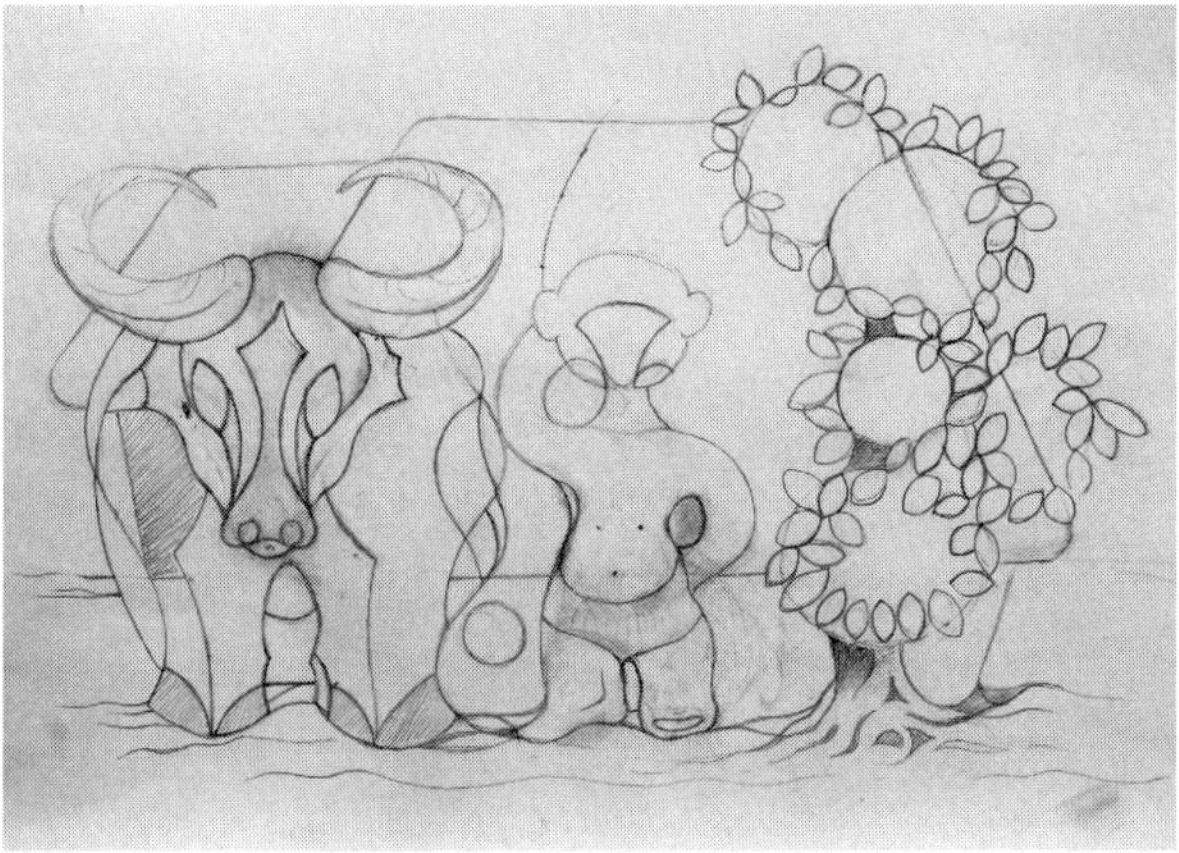

図版26　石原峯明『水牛と少年とガジュマル』（未完成、絶筆）鉛筆、36.4×51.5cm、2011年

を描いていたのかもしれません。

もしも、「生きていく意味」といったものを目に見える形で示すことを要求されたら、私は黙って、これらの絵を差しだしたいと思います。

註

1 『ノーマライゼーション――障害者の福祉』（日本障害者リハビリテーション協会、二〇〇七年一〇月）「特集 障害を超えた芸術交流」での山下道輔さんの言葉（三〇頁）。

2 吉田おさみ『〝狂気〟からの反撃――精神医療解体運動への視点』新泉社、一九八〇年、五二頁。

あとがき――さりげなく、やわらかな言葉のために

この本は、私にとって、『障害と文学――「しののめ」から「青い芝の会」へ』（現代書館、二〇一一年）、『隔離の文学――ハンセン病療養所の自己表現史』（書肆アルス、二〇一一年）に続く三冊目の単著になります。この本をもって私の研究テーマである「障害者の自己表現」は、一応、三部作（身体障害、ハンセン病、精神障害）を構成することができました。

このように書くと、まるでこの研究テーマについて一定の見識を持つことができたかのようですが、実態はむしろ逆かもしれません。「自己表現」という問題は、学べば学ぶほどわからないことばかりです。だからこそ、こうやって追いかけたくなるのかもしれません。

博士論文がもとになった前二著とは違い、この本は「学術書」「研究書」という枠を意識せず、少しでも多くの方に親しんでもらえることを意図しました。そのため、なるべくわかりやすい記述を心がけ、注釈なども必要最低限にとどめました。書き慣れた学

術論文の文体ではなく、使い慣れない「です・ます体」で文章を書くのは、私にとって衝撃的な異文化体験でした。お読みいただいた方に、過度の読みにくさを押しつけていないことを願っています。

なお、この本の第一～二章および第三章には原型となった論文が存在します（第一～二章「自己表現の障害学――〈臨生〉する表現活動」倉本智明編『手招くフリーク――文化と表現の障害学』生活書院、二〇一〇年、所収。第三章「自己表現と〈癒し〉――〈臨生〉芸術への試論」仲正昌樹編『批評理論と社会理論1：アイステーシス』叢書・アレテイア13、御茶の水書房、二〇一一年、所収）。ただし、収録にあたって、いずれも全面的に改稿し、ほとんど原型をとどめていない点を申し添えておきます。

この本が形になるまでに、本当に多くの方からお力添えをいただきました。なによりもまず、本木健さん、実月さん、江中裕子さん、杉本たまえさんをはじめ、〈造形教室〉のみなさんにお礼を申し上げなければなりません。あの不思議な場に私を受け入れてくださり、ありがとうございました。

いまでは母となられた〈造形教室〉の本多桃子さん、同じく母となられ、〈造形教室〉ののれん分けのような形で活躍されている安達由美子さんにも感謝の気持ちを伝えたいと思います。お二人からは、本当に楽しく仕事を教えていただきました。

「心のアート展」の実行委員としてかかわらせていただいている東京精神科病院協会の関係者のみなさま、既発表の文章の転載をお認めくださった各版元さま、お名前をあげることは控えさせていただきますが、コラムに収録した文章を書くうえでご協力くださいました関係者のみなさま、ありがとうございました。

私のような者が病院内を歩き回ることを寛大にお認めくださり、この本の刊行にもご理解をたまわりました平川病院院長の平川淳一先生にも、心より感謝申し上げます。

この本には日本学術振興会特別研究員としての研究成果の一部も含まれています。私を研究員として受け入れてくださり、研究に没頭する時間をお恵みくださいました明治学院大学の茨木尚子先生にもお礼申し上げます。

そして、何といっても〈造形教室〉の安彦講平先生と、専属スタッフの宇野学さんには感謝の言葉もありません。先生と宇野さんに出会ったおかげで、大学の研究室では体験できない貴重な経験を積むことができました。

この六年間で、私はアクリル板と塩ビ板を切りだせるようになり、木工用ボンドの特性を理解し、簡単な額縁の作り方をおぼえ、電動ドリルと電動ノコギリを扱えるようになり、版画の彫りと刷りのコツをつかみ、キャンバスの張り方を学び、要領よくペンキを塗れるようになり、影絵を上映し、ステンドグラスを作れるようになり、アーティストが放つ「少しでもよいもの」への圧倒的な執念を肌で学びました。

また、「〝癒し〟としての自己表現展」や「心のアート展」をはじめ、〈造形教室〉がかかわる展示会も手伝わせていただきました。一枚の紙が「絵」となって観る人に届くまでの道のりを自分の足でたどることができたのは、この本を書くうえでとても大きな財産になりました。ちなみに、室外機も凍りつく真冬の平川病院の屋上で、宇野さんとアート展の図録用写真を撮影したことは忘れられない思い出です。宇野さんには、この本の図版の作成に関しても大変お世話になりました。

安彦先生と宇野さんだけでなく、〈造形教室〉のみなさんからは、アートにかかわることだけでなく、「人と共に生きること」の大切さと奥深さも教わった気がします。ことさらに「支援」「援助」「サポート」などと言わなくても、さりげなく、やわらかな気持ちで「共にいる」ことが、これほどに人を励まし、支えることができるというのは、私にとっては大きな驚きでした。

『生きていく絵』というタイトルには、〈造形教室〉が持っている空気感を伝えたいという意図をこめました。「生きていく」という一見さりげない言葉は、「生きる」や「生きのびる」よりも目の前の時間をいとおしむような語感のやわらかさがあり、〈造形教室〉の空気感にぴったりだと思ったのです。その「さりげなさ」と「やわらかさ」をもっときちんとした言葉にしたかったのですが、それは現在の私の力量を超えるようです。よろしければ、これからも〈造形教室〉で学ばせてください。

ふり返れば、夫婦で協力して育児を分担し、大学の講義と雑多な仕事をかけもちながら一冊の本を書きあげるのは、楽しく充実しながらも同時に大変な作業でした。その大変さの部分を切り抜けることができたのは、〈造形教室〉という場に私自身も支えられていたからだと思います。八王子市美山町までの片道二時間半の道のりも、それほど苦ではありませんでした。

東日本大震災と原発事故後の社会不安は、多くの人にとって生き方そのものを見直すきっかけになったと思います。私もあれ以来、震災の三カ月後に生まれた息子の小さな手を握るたびに、「次の世代に何をつないでいけるのか」ということばかり考えてきました。

といっても、一介の文学研究者である私にできることは多くありません。強いてあげれば、誠実で切実に生きている人たちの姿を不器用な言葉で綴り、必要とする人に届けることくらいです。この本は、きっと直接的には社会を変えられないと思います。そもそも、私にそんな大それた力はありません。ただ、この本が生きにくさを表現できずに立ちすくむ人の目にとまり、ほんの少しでも心のこわばりがゆるんでくれたとしたら望外の幸せです。

「いま痛い人」に、さりげなく、やわらかに触れる言葉。少し感傷的すぎるかもしれませんが、私は次の世代のために、そのような言葉をつないでいきたいと思います。

この本が形になる直接のきっかけは、インターネットジャーナル：SYNODOS（シノドス）の芹沢一也代表から、編集者の柳瀬徹さんをご紹介いただいたことです。私のような無名の若手に「表現の場と縁」を惜しみなくご提供くださった芹沢さんにも、心より感謝申し上げます。

それにしても、私は良心的な編集者との出会いに関しては、奇跡的なまでの幸運に恵まれているとしか言いようがありません。柳瀬さんという伴走者に支えられながら、一つひとつの言葉を積みあげていく作業に没頭できたのは、物書きとして至福の時間でした。あらためて思うのですが、本作りは地味で、過酷で、おもしろい。柳瀬さん、本当に、ありがとうございました。

最後に、何だかとても面映ゆいのですが、自分自身も忙しい毎日を送りながら、私を励まし支えてくれる妻と、いつも笑顔を分けあたえてくれる息子に、この場を借りて感謝の気持ちを伝えたいと思います。「研究」は私の天職だと思っていますが、なかなか先が見えず、とても苦しい日々の連続でもあります。それを乗り越えられるのは、二人の支えがあってのことです。

二〇一三年八月

荒井裕樹

文庫版あとがき

『生きていく絵――アートが人を〈癒す〉とき』は、二〇一三年に亜紀書房から刊行されました。しばらくの間、在庫切れ重版未定となり、新たな読者との出会いを紡げないという状況をとても寂しく思っていました。幸いにも、この度ちくま文庫の仲間に入れていただくことになり、著者として決して大げさでなく、本の魂が再び脈打ちはじめたような安堵感を覚えています。

これまで幾冊かの本を書いてきました。そのすべてに思い入れがあります。ただ、本書には特に強い愛着をもっています。この感覚を言い表すのはとてもむずかしいのですが、強いて言えば（そして変な言い方ですが）、自分が書いた気がしない、となるでしょうか。

もちろん、本書は一字一句、私が書きました。どのように言葉を選び、練り、原稿に落とし込んでいくのか。執筆時の悩みや苦労は、いまでもはっきり憶えています。間違いなく、私が書いた本なのですが、ただ、私「だけ」で書けた本でもありません。

平川病院〈造形教室〉という場に通い、その営みに身を浸し、いつしかその鼓動を感じられるようになってから、必死に耳を澄まして寄せ集めた言葉を、壊さないように、壊れないように、なんとか積み上げたのが、この本です。

〈造形教室〉の皆さんのおかげで、この本を書くことができました。この場合の「おかげ」とは、背中を押してもらうとか、執筆の勇気を与えてもらうとか、そうした感覚とも少しちがう気もします。より嚙み合わせのよい言葉で表現すれば、書くことを「許された」ような感覚でしょうか。

この「許された」というのも、何らかの許可や認可を得られた、といった感じではありません。世界の余白を少し拡げて、そこに小さな椅子を置いて、座っていることを受け入れてもらえたような感覚です。

初版の執筆から時間が経ち、〈造形教室〉もさまざまなことが変わりました。メンバーにも入れ替わりがあり、次々と新たな作品が生み出され、病院内での活動場所も移動したりしています。私が本書を書いた時の〈造形教室〉とは、確かに同じだけれども、確実にちがう空間になっています。

本来であれば、文庫化にあたって、更新すべき情報は適宜修正するのが望ましいのかもしれません。また、学術の世界は日進月歩なので、常に新しい知見が積み上げられています。そうした成果についても、何らかの言及や注釈を付け足すべきかもしれません。

しかしながら、この本は、あのときに作り上げた姿がもっとも調和が取れているように思っています。それに、いまの私は当時の私に代わることもできませんし、超えることもできません。

あのときの自分と〈造形教室〉の関係を保存するためにも、今回の文庫化にあたって、本文には大きく手を入れないことにしました。加筆修正は、どうしても気になった箇所の最低限に留めています。本書に記載されている種々の情報も、基本的には二〇一三年の初版刊行時のものとお考えください。

謝辞

最後になりましたが、本書の文庫化にご助力くださった方々に、この場を借りて御礼を申し上げます。

初版の帯に推薦の言葉を寄せて下さった柴田元幸先生、堀江敏幸先生、あらたに文庫版の帯文に言葉を寄せて下さった川口有美子様、篤く御礼申し上げます。堀江先生には文庫版の解説にもお言葉を賜りました。重ねて御礼申し上げます。

本書の初版制作を支えてくださり、文庫化の相談にものってくださった編集者の柳瀬徹さん。文庫化の作業を支えてくださった筑摩書房の永田士郎さん。お二人にも、あらためて感謝申し上げます。

そして、〈造形教室〉の皆さんへ。皆さんの活動が大好きです。感謝の気持ちは言葉では表しきれません。本当に、本当に、ありがとうございました。

最後の最後に、いつも私と「生きていく」という営みを共にしてくれている妻と息子にも、感謝の気持ちを記しておきます。

二〇二二年一二月

荒井裕樹

解説　ためらいをともなった明るさの兆し

堀江敏幸

心を病んだ人たちが自主的に集まる《造形教室》という、息のながい活動の場に引きつけられた著者は、彼らの作品やその作品が生み出されるまでの経緯と背景を慎重な足取りでたどりながら、「自己表現によって生かされるような〈生〉」の意味を問うようになる。選び取った言葉が、向けられている対象にふさわしいかどうか、半歩ずつ場所をずらして、最初に試みた定義に細やかな補足を加えていくこと。付け足される言葉は、つねに思考の硬直化を防ぎ、より繊細な再定義を招き入れる。たとえば〈生〉と口にした直後に、それは《「生きていたい」という意志をもって自分の人生を歩んでいる状態のことを意味しています》と襞が一本加えられるのだが、この注視の一本が、〈生〉にもうひとつ、〈共生〉の意を含ませるのである。

みなでいることでさみしさを紛らわせ、慰めを見出すという意味ではない。複数の孤独がぶつかりあってたがいに顔を見合わせつつ、しかも過度な干渉はしないという厳しく健全な関係が保証された場をみずから選びとり、その場へ通いつづける人たちの作品には、彼らを見つめている人々の〈生〉をも抱き込む力があるのだ。おそらくこの力こそ、本書のなかで「アート」と呼ばれる出来事なのだろう。

創り手や受け手の気持ちを、思いがけない方向へ高めていく存在の揺れとしての「アート」の磁場に潜むものを、著者はあえて〈癒し〉と呼び、この言葉にまとわりついた受け身の汚れを落として、能動的な行為に転換するべくふたたび定義を試みる。〈癒し〉とは、瀬戸際で「何とか耐え忍ぶことができる」状態、「あるいはそのような状態を可能にするエネルギーのようなもの」であると。

このエネルギーを持続し、〈生〉の過程に身を置きつづけるかぎり、そこに事後的な視点は存在し得ない。〈癒し〉の積み重ねが、かならず治癒に結びつくわけではないからである。著者の心をつき動かした四名の事例は、まさに終わりのない過程そのものだ。最初に紹介される本木健さんの詩の一節は、とりわけ鮮烈に響く。

「芸術とは、治ってはいけない病気なのだ」

治ってはいけない病は、症状を変えて他の画家たちにもあらわれる。リストカットの血をペットボトルに溜めてそれを指先でつけていくという、杉本たまえさんの作品（四年以上も描き続けている）が生み出す激しさの果ての静けさは、画家自身のみならず、彼女を見つめる著者の表現をも、時間をかけて育てていく。血の点を打つのではなく、

「降り積もらせていく」ような心の動きがそこにある。

表現する側は、血を、言葉を、赤いドットの染みた雪を、わざわざ降り積もらせているとは思っていない。見ている側がそのように解釈するだけである。しかしそれによって変化していくのは、言葉を与えようとしている書き手のほうなのかもしれないのだ。人が人として〈生〉を実践していくうえで必要なことがらを示唆する存在の痛点。そこに触れる勇気が、紹介された人々と共有されているからこそ、全篇に、よい意味でのためらいをともなった明るさの兆しが見えるのではないだろうか。

本書は、二〇一三年九月三〇日に亜紀書房から刊行された『生きていく絵――アートが人を〈癒す〉とき』を文庫化したものです。

年収90万円でハッピーライフ　大原扁理
世界一周をしたり、隠居生活をしたり。「フツー」に進学、就職してなくても毎日は楽しい。ハッピー思考術と、大原流の衣食住で楽になる。（小島慶子）

ぼくたちは習慣で、できている。増補版　佐々木典士
先延ばししてしまうのは意志が弱いせいじゃない。良い習慣を身につけ、悪い習慣をやめるステップを55に増補。世界累計部数20万突破。（ｐｈａ）

たましいの場所　早川義夫
「恋をしていいのだ。今を歌っていくのだ」。心を揺るがす本質的な言葉。文庫用に最終章を追加。帯文＝宮藤官九郎　オマージュエッセイ＝七尾旅人

向田邦子ベスト・エッセイ　向田邦子　向田和子編
いまも人々に読み継がれている向田邦子。その随筆の中から、家族、食、生き物、こだわりの品、旅、仕事、私……、といったテーマで選ぶ。（角田光代）

貧乏サヴァラン　森茉莉　早川暢子編
オムレット、ボルドオ風茸料理、野菜の牛酪煮……。食いしん坊茉莉は料理自慢。香り豊かな〝茉莉ことば〟で綴られる垂涎の食エッセイ。文庫オリジナル。

そこから青い闇がささやき　山崎佳代子
紛争下の旧ユーゴスラビア。ＮＡＴＯによる激しい空爆の続く街に留まった詩人が描く、戦火の中の人びとの日常、文学、希望。（池澤夏樹）

東京の戦争　吉村昭
東京初空襲の米軍機に遭遇した話、寄席に通った話。少年の目に映った戦時下・戦後の庶民生活を活き活きと描く珠玉の回想記。（小林信彦）

パンツの面目ふんどしの沽券　米原万里
キリストの下着はパンツか腰巻か？　幼い日にめばえた疑問を手がかりに、人類史上の謎に挑んだ、抱腹絶倒＆禁断のエッセイ。（井上章一）

日本美術応援団　赤瀬川原平　山下裕二
雪舟の「天橋立図」凄いけどどこかヘン⁉　光琳にはなくて宗達にはある〝乱暴力〟とは？　教養主義にとらわれない大胆不敵な美術鑑賞法‼

傷を愛せるか　増補新版　宮地尚子
傷がそこにあることを認め、受け入れ、傷のまわりをそっとなぞること——。トラウマ研究の第一人者による深く沁みとおるエッセイ。（天童荒太）

ちくま文庫

生《い》きていく絵《え》
——アートが人《ひと》を〈癒《いや》す〉とき

二〇二三年一月十日　第一刷発行

著　者　荒井裕樹（あらい・ゆうき）
発行者　喜入冬子
発行所　株式会社　筑摩書房
東京都台東区蔵前二—五—三　〒一一一—八七五五
電話番号　〇三—五六八七—二六〇一（代表）
装幀者　安野光雅
印刷所　三松堂印刷株式会社
製本所　三松堂印刷株式会社

ISBN978-4-480-43856-0　C0171